À COUPER LE SOUFFLE

UNE VIE DE SOMMETS AVEC LA MUCO

LE LABEL YLIGA

C'est une initiative portée par plusieurs maisons d'édition, qui souhaitent faire de ce label une marque de fabrique et de traçabilité d'ouvrages édités de façon la plus respectueuse possible de l'environnement.

On ne peut pas vous promettre le « zéro déchet » ou le « zéro pollution » mais on vous propose des ouvrages plus éco-responsables. Une nouvelle manière de lire le monde grâce à nous tous, éditeurs, auteurs, imprimeurs, distributeurs, libraires, lecteurs.

Parce que le livre doit servir la planète sans l'abîmer !

- Des livres qui traitent d'environnement, de bien-être, de « bien-manger », de conscience écologique, sociale et politique, des livres pour les adultes et pour les enfants, des livres qui donnent du sens en plaçant notre planète au cœur de notre quotidien, de notre réflexion.
- **Moins de papier :** des formats d'ouvrage choisis pour leur très faible gâche de matière
- **Un papier certifié** aux normes environnementales FSC et PEFC (des écolabels garantissant une gestion durable des forêts).
- **Moins de produits chimiques :** utilisation d'encres végétales, absence de vernis et de pelliculage issu de la pétrochimie.
- **Pas de couverture cartonnée ni de film plastique** protégeant les ouvrages.
- **Impression simultanée** des couvertures d'ouvrages de même format.
- **Impression en France** à moins de 500 km de nos entrepôts. Pas d'impression en Asie, pas de transport aérien.
- **Des process repensés :** suppression des tirages papier pour contrôler les étapes de fabrication avec le photograveur et l'imprimeur, facturation 100 % numérique, diminution des services de presse papier, une communication essentiellement numérique.

* Yliga, pourquoi ce nom ? C'est le nom, en langue moré, d'un arbre aux vertus médicinales qui vit entre le Sahara et l'Afrique tropicale et qui, comme d'autres essences, a su s'épanouir dans des conditions environnementales difficiles. Il est, pour nous, un symbole de l'adaptation nécessaire et possible, de même qu'un exemple d'exploitation vertueuse des ressources naturelles.

YLIGA - ÉCO-RESPONSABLE -

FIONA MALAGUTTI
Avec la collaboration d'**Ariane Allard**

À COUPER LE SOUFFLE

UNE VIE DE SOMMETS AVEC LA MUCO

Préface de **Yann Arthus-Bertrand**

Photographies : **Fiona Malagutti et Nicolas Depoorter**

Éditions
de La Martinière

Département éditorial Art de vie

Directrice éditoriale : Laure Aline
Édition : Jeanne Castoriano
Correction : Roxane Criznic
Fabrication : Annie-Laurie Clément
Conception graphique : Édouard Bonnefoy (www.kontraste.fr)

Connectez-vous sur :
www.editionsdelamartiniere.fr

ISBN : 978-2-7324-9548-4

À Suzy, Greg, Céline, Gilles et Mathilde, mes précieux kinés.

“La vie, ce n’est pas seulement respirer, c’est aussi avoir le souffle coupé.”

Alfred Hitchcock

Préface

J'ai rencontré Fiona grâce à son conjoint, un ami. Je ne savais pas qu'elle était atteinte de mucoviscidose. Comment le deviner ? La première chose qui vous marque chez elle, c'est ce sourire qui illumine en permanence son visage, et ces éclats de rire incessants. La joie de vivre incarnée.

Plus tard, j'ai appris ce qu'était le quotidien d'une personne « muco » : les séances de kinésithérapie quotidiennes, les hospitalisations fréquentes, les dizaines de médicaments à avaler à chaque repas... J'ai alors pris conscience de la force incroyable qui la porte pour avancer chaque jour, malgré le poids de la maladie !

“ J'ai alors pris conscience de la force incroyable qui la porte pour avancer chaque jour, malgré le poids de la maladie ! ”

PRÉFACE
YANN ARTHUS-BERTRAND

Fiona fait partie des milliers de femmes que j'ai eu la chance d'interviewer avec mes équipes aux quatre coins du monde, quand j'ai tourné le film *Woman*, coréalisé avec Anastasia Mikova. Pendant deux ans, nous sommes allés à la rencontre de ces femmes. Qu'elles vivent dans les pays les plus riches ou dans les camps de réfugiés les plus lugubres, qu'elles soient connues du grand public ou inconnues dans leur quartier, qu'elles soient jeunes, âgées, handicapées, sportives, mères de famille, orphelines... Ces femmes nous ont aidés à dresser le portrait de la « moitié de l'humanité ».

Très vite, ce projet s'est révélé être davantage qu'un simple film. Entendre ces femmes se confier sur leurs souffrances, sur le poids des cultures patriarcales qu'elles ont à supporter, sur le rôle de pilier qu'elles jouent souvent au sein de leur foyer, m'a ouvert les yeux sur bien des aspects.

Je pense qu'il m'a même appris à mieux comprendre ma mère, ma sœur, mon épouse, et finalement toutes les femmes qui partagent ma vie.

Surtout, j'ai été marqué par la force incroyable qui se dégageait d'elles, par leur humanisme et par leur sens du bien commun.

Je dis depuis longtemps que ce sont les femmes qui sauveront le monde. Je le crois maintenant fermement.

Je souhaite que ce livre inspire bien au-delà des personnes atteintes de mucoviscidose. Car le message que transmet Fiona est universel. Avec humilité, elle nous rappelle tout simplement que la vie est fragile, mais si belle. Qu'elle mérite que l'on se batte pour elle, même si, parfois, les obstacles qu'elle dresse sur notre route peuvent sembler insurmontables.

YANN ARTHUS-BERTRAND

Chapitre 01

LA MALADIE

Première halte, premier vertige, premier arrêt sur image. Une colline en pente douce, au large du Rhône, dans la banlieue lyonnaise. Son ascension m'est familière : je l'effectue tous les trois mois, en voiture, lorsque j'emprunte le chemin qui serpente à travers les quartiers hauts de la petite commune de Pierre-Bénite et qui me mène à l'hôpital Lyon-Sud. Surplombant la plaine et son fleuve, ce géant impressionne, déployant ses multiples bâtiments sur plus de quatre-vingts hectares. Nul besoin de guide, cependant, pour me diriger vers le Centre de ressources et de compétences de la mucoviscidose (CRCM). C'est ici que je fais le point, chaque trimestre, sur l'évolution de ma maladie avec une équipe de médecins, infirmières et kinés spécialisés. C'est d'ici que je veux démarrer mon récit. De cette colline ardente, hospitalière en effet, qui se bat sans relâche pour la vie.

Alerte !

Je suis née le 16 juillet 1988, un an avant que le gène responsable de la mucoviscidose ne soit identifié. Le dépistage néonatal de cette maladie, systématique aujourd'hui, n'existait pas encore en France. L'accès grand public à Internet non plus. Autant dire que mon père, jeune ingénieur, et ma mère, jeune institutrice, ont navigué plusieurs mois dans le brouillard avant de comprendre ce qui m'arrivait.

Tout semble normal au départ. Je suis leur premier enfant, un beau bébé de trois kilos et quelque… Sauf que, très vite, mon poids devient un sujet d'inquiétude. Récurrent. J'ai de l'appétit, mais je ne grossis pas. Rapidement, mes courbes de croissance deviennent alarmantes. Est-ce la qualité du lait ? Est-ce autre chose ?

Ma mère ne cesse d'interroger le pédiatre, qui tâtonne, jusqu'à ce qu'elle tombe, par hasard, sur un article dans *Santé Magazine*. Un petit encadré retient son attention. Consacré à la mucoviscidose, celui-ci décrit précisément la maladie : elle est héréditaire, rare, et affecte principalement les voies respiratoires et le système digestif. Ni une ni deux, ma mère fait lire cet article au pédiatre : « Vous ne trouvez pas que ça correspond au profil de Fiona ? » Elle voit juste. Un test biologique confirmera bientôt son intuition, le test de

“À l’époque, le dépistage néonatal de cette maladie, systématique aujourd’hui, n’existait pas encore en France.”

la sueur. Indolore, pratiqué à l'hôpital, il mesure la quantité de sel dans la sueur… Précisément parce que la sueur des enfants « muco » est anormalement riche en sel.

Nous voilà donc isolées, ma mère et moi, dans une pièce surchauffée, elle en débardeur, moi en combinaison de ski avec une compresse dûment emballée dans un film étanche scotchée dans mon dos. Le test a beau durer une trentaine de minutes seulement, il nous semble interminable à l'une comme à l'autre. Trente-deux ans après, ma mère s'en souvient encore avec une rare précision. Je pleure, me débats, avant de m'endormir, épuisée, dans ses bras. Une épreuve qui, malheureusement, doit être recommencée. Pas de chance : les premiers résultats ne sont pas totalement concluants. Je me situe un peu en dessous du seuil pathologique. Le doute persiste. Rebelote dix jours plus tard : hypersudation, inconfort, inquiétude, pleurs, dodo exténué. Cette fois, la conclusion est sans appel : je suis bien atteinte de la mucoviscidose, ce nom barbare qui, aujourd'hui, me semble si familier. J'ai tout juste 8 mois lorsque le diagnostic est posé. Le 21 mars 1989 très exactement.

Bien qu'inquiets, donc en alerte, mes parents tombent des nues : personne n'est atteint de cette maladie dans ma famille. Ils apprennent qu'elle n'est pas contagieuse mais récessive, et se familiarisent très vite, bien obligés, avec les lois aléatoires de la génétique. Ils l'ignoraient avant ma conception, mais ils sont tous les deux porteurs sains d'une mutation responsable de la mucoviscidose (seul un gène sur deux, chez eux, est défectueux, donc la maladie ne se déclare pas).

Petite séance de rattrapage pour ceux qui auraient séché leurs cours de biologie et de probabilités au lycée : les gènes fonctionnant par paires (l'un provient de la mère, l'autre du père), j'avais un risque sur quatre d'hériter de deux gènes défaillants et d'être atteinte par la maladie. J'aurais pu aussi bien hériter de deux gènes sains. Ou même, comme mes parents ou mon frère, Hugo, être porteur sain. Le hasard, ou le destin, en a décidé autrement.

En route pour Lyon

Au-delà du choc éprouvé par mes proches, ce diagnostic a le mérite de mettre un nom sur la cause de mes troubles. Le moment est important, car mes parents peuvent alors se poser la seule question qui compte : « Et maintenant, qu'est-ce qu'on fait ? » Mon père, Olivier, comme ma mère, Marielle, sont des personnes énergiques, impliquées. C'est une chance. C'est ma chance, vraiment. Tous deux sportifs, ils ne redoutent ni l'effort ni les défis. Pas question, pour eux, de flancher, encore moins de baisser les bras. Quand je vois la façon dont ils ont réagi, je suis assez admirative. Je me demande souvent ce que j'aurais fait, moi, si j'avais été à leur place.

Il faut se remettre dans le contexte pour bien comprendre : en 1988-1989, l'espérance de vie moyenne des muco tourne autour de 25 ans (elle est proche de 50 ans aujourd'hui). Autre chiffre, plus brutal encore, mais plus explicite : l'âge moyen de décès est de 7 ans à ma naissance (il est de 34 ans en 2021). De fait, la thérapie génique n'est pas encore née (les premiers essais, en France, ont lieu en 1994). Seul existe le traitement des conséquences de la maladie (l'encombrement des bronches, les troubles digestifs, etc.), et encore… Même s'il a fait de notables progrès depuis les années 1970 – l'espérance de vie n'atteignait pas alors les 15 ans –, il est beaucoup moins efficace qu'aujourd'hui. Autant dire qu'en 1988 la qualité de la prise en charge est capitale si l'on veut pouvoir offrir une vie à peu près normale à un enfant malade et lui permettre d'atteindre, au mieux, l'âge adulte… Puisque tel est l'objectif à l'époque.

Après avoir glané, comme ils ont pu, un maximum d'informations, mes parents mettront tout en œuvre pour y arriver. Leur objectif est clair : ils veulent le meilleur pour moi, et tant pis si cela chamboule leur vie. Elle est déjà bouleversée, de toute façon.

Première étape, non des moindres : ils choisissent de me faire soigner à Lyon. Précisément au service de pneumologie pédiatrique de l'ex-hôpital Debrousse (il a fermé en 2007), que dirige le professeur Robert Gilly. Une référence : il est l'un des pionniers en France dans la lutte contre la mucoviscidose. Je ne m'en souviens que vaguement, j'étais bien trop petite, mais je sais que la présence de ce médecin éminent est déterminante dans leur décision. C'est lui qui pose le diagnostic. Lui qui me suit pendant six ans, avant de prendre sa retraite. Lui qui explique à mes parents qu'il vaut mieux être né avec la muco en 1988 plutôt que dix ans auparavant. Lui qui, au fond, les guide et le rassure quand l'avenir leur paraît si sombre.

Nous habitons alors à Angoulême, dans le sud-ouest de la France, où mes parents se sont installés pour des raisons professionnelles. Le temps qu'ils trouvent un job plus près et finissent par déménager dans la banlieue ouest de Lyon, en 1991, je m'initie donc sans vraiment m'en rendre compte aux joies contrastées du voyage ! Les deux premières années de ma vie sont scandées par des allers-retours entre notre appartement et l'hôpital Debrousse. Des va-et-vient assez pittoresques, sinon mouvementés, puisque nous parcourons les 510 kilomètres qui nous séparent de Lyon dans un vieux coucou affrété par Air Littoral au départ de l'aérodrome d'Angoulême ! Pas évident avec un bébé. Mes parents m'en parlent encore : on imagine sans peine l'organisation que ces voyages brinquebalants nécessitent en amont.

“En 1988-1989, l’espérance de vie moyenne des muco tourne autour de 25 ans (elle est proche de 50 ans aujourd’hui).”

Rien qui ne les décourage. Lyon reste un choix mûrement réfléchi : outre le fait d'abriter le service du professeur Gilly, cette ville carrefour, située entre deux fleuves et deux chaînes de montagnes, a l'avantage de nous rapprocher de la Haute-Savoie, berceau de ma famille. Mes grands-parents vivent tous les quatre à Cluses. Dans ce genre de circonstances, éprouvantes, on a évidemment besoin d'être près des siens.

Tout s'enchaîne si vite alors ! Il ne me reste rien d'Angoulême aujourd'hui, ni attaches, ni images, ni souvenirs. En revanche, je garde une mémoire très vive de ces visites répétées à l'hôpital…

L'hôpital, ma mère, ma peluche et moi

Je me dois d'être honnête : ces consultations trimestrielles restent l'un des souvenirs traumatisants de mon enfance. Parce qu'elles peuvent s'achever par la pose d'un cathéter dans une voie veineuse, lorsqu'il est nécessaire de m'administrer une cure d'antibiotiques pour juguler une bronchite récalcitrante. Et parce que je rate une journée d'école. Je sais que cette absence suscitera des questions. Même si personne n'ignore mon état dans mon environnement immédiat, même si j'en parle sans problème lorsqu'on m'interroge, je n'aspire qu'à une chose : vivre comme tout le monde, oublier ma différence et, surtout, ne bénéficier d'aucun traitement de faveur.

Bon gré, mal gré, je dois pourtant honorer ces rendez-vous à Debrousse. Pas le choix. Sur place, les radios, les prises de sang et autres tests sont là pour me rappeler que la mucoviscidose est à l'affût et gagne du terrain petit à petit, sans faire de bruit, même si je fais tout pour ne pas y penser. Des hauts et des bas, des avancées et des reculs, des espoirs ou des déceptions : telles sont les variations relevées et dûment enregistrées, chaque fois, dans un dossier qui me suit à vie. De fait, la plupart de ces examens deviennent des routines, même s'ils ne sont pas toujours agréables.

Je pense notamment au test dit « de l'exploration fonctionnelle respiratoire » (EFR), qui permet de calculer le volume expiratoire maximal par seconde (ou VEMS). Ce dernier sigle s'énonce de façon sonore, et pour cause : il désigne la quantité d'air maximale pouvant être expirée de manière forcée durant la première seconde après une inspiration profonde. Une façon d'évaluer ma fonction respiratoire. Voyez le tableau : cette mesure se fait assis, le nez bouché, l'idée étant de respirer par la bouche à travers un embout relié à un spiromètre.

Rien de très attractif quand on est une petite fille. Surtout lorsque l'on est, comme moi, une petite fille active, difficile à canaliser ! Heureusement, ma journée est aussi ponctuée par les « jeux » que nous proposent les infirmières, comme cette série de bougies sur lesquelles il nous faut souffler ou ces ballons que l'on doit gonfler jusqu'à les faire éclater. Bien plus amusant ! Et puis, en fin de journée, j'ai droit à une peluche. C'est la carotte, celle qui permet au petit bout que je suis alors de supporter cette visite médicale au long cours, jalonnée d'évaluations, de conseils, de piqûres et d'ordonnances.

Oui, cette peluche-récompense tient lieu de réconfort, de même que la présence de ma mère à mes côtés (mon père la relaie parfois). Clairement, ma mère prend tout en charge. J'écoute peu ou pas du tout les débriefs avec les médecins. Je sais qu'elle est là. Que je peux compter sur elle. Une forme d'insouciance qui s'effrite soudainement lorsque j'ai dix-huit ans. Je bascule alors dans le service « adultes », à l'hôpital Lyon-Sud cette fois, avec d'autres soignants, qui ne me parlent plus de la même façon et me responsabilisent davantage. Un petit choc en soi. Mais la vie avance, et moi avec. C'est l'essentiel.

Des soins quotidiens

Comment décrire, précisément, cette vie au quotidien ? Je dirais, pour commencer, que c'est un peu comme si je souffrais en permanence d'un rhume et d'une sinusite.

En dehors de mes visites trimestrielles à l'hôpital, cet état « encombré » nécessite donc des soins journaliers qui mobilisent beaucoup de temps et d'énergie. En clair, la kinésithérapie respiratoire rythme mon existence depuis toujours, matin et soir, en partie chez moi, en partie chez un kiné spécialisé, et ce quoi qu'il arrive...

Je ne me pose pas trop de questions : avant d'être en âge d'aller à l'école, je suis persuadée que cette routine est la même pour tous. Je comprends très vite, aussi, que ces séances me font du bien, même si elles commencent souvent par des parties de cache-cache ou par de longues négociations, lorsqu'elles se déroulent avec mes parents, formés pour l'occasion. À l'époque, les appareils qui permettent de libérer mes poumons du mucus étaient de grosses machines, lourdes, bruyantes et encombrantes. On peut comprendre mes atermoiements de petite fille ! Surtout qu'il est difficile, avec un tel attirail, d'aller dormir chez des copines ou de passer quelques jours chez mes grands-parents. Au fil des années, fort heureusement, les aérosols se perfectionnent. Il me faudra attendre 2015 néanmoins et l'apparition de l'eFlow – une véritable révolution ! – pour que mon quotidien s'allège enfin. Ce petit appareil, qui remplace les gros nébuliseurs, tient dans la paume d'une main et n'a pas besoin de source d'électricité puisqu'il est sur batterie. Non seulement une thérapie à l'eFlow est plus rapide – 20 minutes au lieu des 40 de mon enfance –, mais elle peut aussi se pratiquer n'importe où. Aussi bien chez une amie qu'en voyage à l'étranger...

Reste qu'hier comme aujourd'hui la kiné respiratoire relève du réflexe. Tout le monde doit se laver les dents, non ? Eh bien, moi, en plus, je dois me laver le nez et les poumons ! Je n'aime pas ça, vous l'avez compris, mais j'ai la chance de croiser, dès le début, une poignée de professionnels très motivants. Je démarre avec Suzy, une belle brune sympa qui me suit jusqu'à mes 12 ans. Greg, avec qui je m'entends également très bien, prend ensuite le relais jusqu'à mes 25 ans. À présent, c'est Gilles, un kiné spécialisé à Lyon, vraiment au top des nouvelles techniques et totalement dévoué à son métier, qui m'accompagne. J'aime aussi suivre les cours en ligne de Mathilde, une kiné niçoise que je rencontre lors d'un stage. Elle a mon âge et propose une approche innovante de ma pathologie, notamment par le yoga.

Si je tiens à nommer chacun d'entre eux, c'est parce que le kiné peut représenter bien plus qu'un thérapeute pour un patient atteint de mucoviscidose. C'est une présence familière, attentive, encourageante, dans les bons comme dans les mauvais moments. C'est aussi une écoute, fondée sur la confiance et inscrite dans la durée. En somme, c'est une personne avec laquelle peuvent se nouer de véritables liens d'amitié. Ainsi Suzy, qui me regarde grandir. Je lui raconte tout, je considère même qu'elle fait partie de ma famille. Avec Greg, je partage surtout mes histoires de cœur, les potins du lycée et mes premières bringues d'étudiante. Tandis qu'aujourd'hui, avec Gilles, ce sont les voyages, les projets de vie ou les anecdotes du boulot qui tapissent, en toute logique, nos conversations d'adultes.

Le compte est bon, décidément : grâce à cette brigade de choc, je suis une patiente modèle !

Tousser au temps du Covid

Bien obligée. J'ai beau faire beaucoup de sport – la meilleure forme de kiné au monde –, j'ai beau ruser ou négocier systématiquement à l'adolescence, usant les nerfs de mes proches, ces séances sont indispensables. Je le sais, je le vois, je le sens : le retour de bâton est immédiat lorsque je m'en dispense. Aussitôt, je suis plus essoufflée, et mes quintes de toux sont bien plus prononcées. Bref, la kiné respiratoire ne connaît ni les pauses, ni les week-ends, ni les vacances.

Et pour cause : ces exercices servent à me « laver » les bronches, mon mucus étant plus épais, plus dense et plus collant que la normale. C'est lui qui provoque cette sensation d'asphyxie. Il s'accumule et encombre mes poumons,

“Je n’aspire qu’à une chose : vivre comme tout le monde, oublier ma différence et, surtout, ne bénéficier d’aucun traitement de faveur.”

épuisant progressivement mon système respiratoire, condamné *in fine* à une lente atrophie. Raison pour laquelle les muco sont essoufflés, respirent fort et toussent beaucoup.

Une toux bien grasse qui nous vaut pas mal de regards méfiants, voire de remontrances, lorsque nous nous baladons dans la rue ou que nous faisons nos courses. « Vous devriez arrêter de fumer ! » voilà ce que nous entendons en règle générale. Ou, plutôt, ce que nous entendions, car aujourd'hui, avec l'épidémie de Covid-19, la suspicion s'est accentuée, engendrant une crispation nouvelle dès que quelqu'un se met à tousser en public. J'y pense en permanence. Lorsque je rentre dans une boutique ou dans un supermarché, je calme ma respiration et tousse un petit coup tant que je suis dehors. Idem quand je marche dans la rue : je prends toujours soin de regarder autour de moi avant de tousser.

Bien sûr, ce n'est pas marqué sur mon front que je suis atteinte de mucoviscidose. Heureusement ! Je peux comprendre cette inquiétude. Mais ces mouvements de recul, ces sourcils froncés et ces jugements erronés finissent par m'atteindre, me peser et me blesser. Je profite donc de ce livre pour le dire et le redire : contrairement au Covid, ma maladie n'est pas contagieuse.

Si seulement ces passants affolés savaient les efforts que je déploie, chaque jour, pour empêcher cette toux intempestive ! Appelons un chat un chat : l'objectif des séances de kiné est de me faire cracher. Violent à voir, à entendre et à vivre… mais fondamental.

Croquer la vie

Autres enjeux de ces séances salvatrices : développer mon endurance et améliorer mon confort digestif. Car être muco, c'est aussi souffrir, la plupart du temps, d'une insuffisance pancréatique, donc de problèmes de digestion et de malabsorption en tout genre. Hélas pour moi, j'ai de grandes difficultés à assimiler les matières grasses chaque fois que je mange. Difficultés qui débouchent sur des douleurs abdominales horribles si je ne prends pas, au moment des repas, mes médicaments, une trentaine par jour. Indispensables, ils me permettent « tout simplement » de fabriquer l'enzyme qui me manque. À chaque petit encas, envie gourmande ou pause goûter, je dois les prendre. Je n'ai pas le choix.

Enfant, il m'arrive de passer des après-midi pliée en deux, au grand désarroi de mes grands-parents, à cause des douleurs générées par les diarrhées. C'est donc l'enfer pour me faire avaler quoi que ce soit. Un vrai combat pour ma mère, qui aime cuisiner. Mais un combat qui porte ses fruits : je vais mieux aujourd'hui. Cela m'a pris des années pour trouver le bon dosage en matière de traitements, mais désormais j'adore manger, même une fondue, surtout une fondue avec du fromage bien gras, et je ne m'en prive pas… du moment que j'ai mes médicaments sur moi. Certes, c'est une contrainte, une de plus, mais elle ne me bride pas. Je suis une bonne vivante. À tout point de vue.

L'ombre portée de la maladie, qui ne me quitte jamais, a certainement aiguisé ce bel appétit. Ma nature profonde, que je crois sociable, ultra-optimiste, a dû jouer également. C'est une force, j'en ai parfaitement conscience. Je sais aussi combien la détermination de mes parents, qui ont voulu m'inscrire pleinement dans la vie dès ma petite enfance, m'a construite et aidée.

Aujourd'hui comme hier, je privilégie l'instant présent. C'est moins une question de philosophie que de mental. Ainsi, je ne me dis pas que j'ai peut-être déjà atteint la moitié de ma vie à 32 ans. Ni que, parmi les 1 800 mutations de gènes étant identifiées comme responsables de la mucoviscidose, la mienne est très rare, donc peu susceptible d'être une priorité pour la recherche. Je ne pense pas beaucoup à l'avenir et pas du tout à la mort.

L'envie de croquer la vie à pleines dents : voilà ce qui me définit le mieux ! Raison pour laquelle, par exemple, la recherche d'un CDI ne relève pas forcément de la quête du Graal pour moi, contrairement à la plupart des gens de mon âge. Je cherche moins à construire qu'à bouger, apprendre, découvrir, partager. Profiter. Raison pour laquelle, aussi, j'ai tant de mal à refuser une sortie, un week-end entre amis, un marathon, un trail en montagne ou une ascension. Toutes les propositions me tentent, surtout celles qui sont tournées vers l'extérieur. Surtout celles qui repoussent mes limites et me tirent vers le haut.

Raison pour laquelle, au fond, vous tenez ce livre entre vos mains. L'enjeu d'*À couper le souffle* est bien évidemment de raconter mon odyssée latino-américaine, mais encore tous les sommets, petits et grands, physiques ou symboliques, que j'ai dû gravir pour arriver jusque-là. Non pas pour me mettre en avant : je n'ai jamais aimé cela. D'ailleurs, je n'ai pas l'impression d'avoir accompli un exploit et n'ai pas la prétention d'être un modèle. Je souhaite simplement donner de l'espoir à tous ceux, patients ou parents, amis ou aidants, qui, comme moi, doivent composer au jour le jour avec une maladie chronique.

Oui, il est possible de vivre comme les autres. Oui, il est possible de se dépasser. Oui, il est possible de transformer un handicap en force. Un message que je me répète… chaque fois que je grimpe la colline de l'hôpital Lyon-Sud. Comme un mantra.

LES GRANDS TÉMOINS : MON PREMIER DE CORDÉE

STÉPHANE DURUPT

Stéphane Durupt est interniste et praticien hospitalier. Il est aussi mon médecin référent, celui qui me suit au CRCM de Lyon depuis 2010. Dix ans de soins et d'échanges, bâtis sur la confiance, ont fait de lui l'un des témoins privilégiés de ma vie d'adulte. Je l'ai évidemment consulté avant de partir dix mois sur les routes d'Amérique du Sud. Il m'a rassurée, confirmée dans mon élan et m'a ouvert la voie, tel un premier de cordée, solidaire et avisé. Lui donner la parole, pour clore ce chapitre dédié à la maladie, allait de soi…

Fiona

« C'est toujours un plaisir, pour moi, de voir Fiona. Une patiente facile. D'abord parce que son état de santé est satisfaisant. On n'a pas eu à traverser beaucoup de tempêtes ensemble. Elle n'a quasiment jamais été hospitalisée bien qu'elle ait trente-deux ans.

Ensuite, parce que c'est quelqu'un de responsable, d'elle, de ses choix, de ses soins. Je suis dans une confiance absolue. Je me souviens d'un petit souci, il y a trois, quatre ans. Deux cures successives d'antibiotiques, par intraveineuse, avaient été nécessaires pour le régler. Fiona était moins mature qu'elle ne l'est aujourd'hui. Je l'avais quelque peu ébranlée, alors, avec mon discours, en lui rappelant qu'elle devait impérativement augmenter son niveau de prise en charge. Rien d'agréable, ni pour elle ni pour moi, mais elle avait suivi. Fiona est une personne intelligente. Elle ne dit pas amen à tout, mais elle fait attention. Son bagage familial et sa formation scientifique ont fait d'elle une malade atypique. Étant pharmacienne elle-même, et une grande sportive par ailleurs, ce qui est une très bonne chose, elle a quand même quelques notions de plus que mes autres patients. Elle ne fera jamais n'importe quoi. De fait, il n'y a pas de relation dominée-dominant entre nous. Dans cette affaire, c'est elle le capitaine !»

La maladie

« Parler de "la" mucoviscidose est toujours compliqué. Aujourd'hui, les enfants qui sont touchés par la maladie, un cas sur 2 500 naissances, ne sont pas tous atteints de la même manière. En effet, plus de 1800 mutations du gène ont été recensées. Cela étant, même lorsque deux malades ont une génétique similaire, les

conséquences peuvent ne pas être les mêmes. D'autres facteurs génétiques, les gènes modificateurs, le sexe, des facteurs socio-environnementaux, le niveau de soins, interviennent dans la présentation clinique de la maladie. Voyez Fiona : son génotype (association de ses deux mutations) n'est pas le plus fréquent, mais les symptômes cliniques de sa maladie (phénotype) sont classiques, puisque celle-ci affecte ses fonctions respiratoires et digestives. Quoi qu'il en soit, la mucoviscidose reste une maladie mortelle, même si de nombreux progrès ont été accomplis en trente ans. On est passé d'une espérance de vie de 20 ans à quasiment 50 ans, grâce à la prise en charge (kinésithérapie, antibiotiques, extraits pancréatiques et vitamines, surveillance trimestrielle), qui s'est considérablement améliorée. Disons qu'auparavant la mucoviscidose était une maladie constamment mortelle, alors qu'aujourd'hui elle est devenue une maladie chronique et mortelle. Nuance ! Actuellement, ce sont les modulateurs de la protéine CFTR, celle qui fait défaut aux malades, qui sont la voie privilégiée de recherche pour un traitement plus fondamental. On en est déjà à la deuxième génération de médicaments, et l'on voit bien qu'ils transforment la qualité de vie des patients. Reste que Fiona sait qu'elle ne peut pas en bénéficier, pour l'instant, car elle n'a pas le génotype adapté. Donc on n'en parle pas trop, par pudeur…»

Le voyage

« Je mentirais si je disais que je n'ai pas été troublé lorsque Fiona a commencé à me parler de son projet de voyage au long cours, en Amérique du Sud. On n'était pas très loin de la période où cela avait un peu tangué pour elle… Et puis, ce type de projet est inhabituel. On suit 400 patients atteints de muco à Lyon-Sud. À part un jeune nommé Jonathan, greffé deux fois, et qui a raconté ses performances sportives en vélo et course à pied dans un livre, je ne connais pas d'autre exemple. Bref, la situation était exceptionnelle, mais Fiona dégage une telle force, une telle énergie… Mon rôle n'a donc pas été de lui dire non, mais de lui permettre de réaliser son rêve en mettant en place un certain nombre de balises. Histoire que l'on puisse réagir à temps en cas de pépin. On s'est mis d'accord, avant son départ, sur plusieurs points. Le premier étant qu'elle garderait le niveau de soins le plus performant possible sur place. Non seulement elle devait emporter avec elle des antibiotiques, mais elle devait également faire du sport et surveiller son souffle au quotidien par Spirotel, un petit spiromètre portatif. Deuxième point : on a acté ensemble qu'elle ferait un aller-retour à Lyon pendant son voyage, afin que je puisse la voir à l'hôpital. Elle est donc partie en janvier 2019, je l'ai revue une fois en octobre, avant qu'elle ne redécolle vers les Caraïbes. Et, finalement, tout s'est très bien passé ! »

Chapitre 02

LA BONNE ÉDUCATION

Deuxième halte, deuxième arrêt sur image : les vallons du Lyonnais et leur rondeur discrète. Situés à l'ouest de la capitale des Gaules, ils sont désignés aussi comme le « poumon vert » de l'agglomération. Leurs cols, leurs ruisseaux, leurs prairies et leurs vastes espaces boisés ont oxygéné mon enfance et mon adolescence. J'ai grandi juste à côté, dans un entrelacs paisible, rassurant, de petits bourgs, de sentiers balisés et de vignobles à flanc de coteaux. C'est ici que j'ai pris goût au sport, à la randonnée, à la vie en plein air. C'est d'ici que je veux raconter ce qui m'a nourrie et construite, à jamais.

Le vert paradis de l'enfance

Grézieu-la-Varenne, Craponne, Vaugneray, Saint-Genis-les-Ollières : ces petites communes rhodaniennes forment comme une farandole dans ma mémoire. Elles me sont tellement familières ! Fillette, je circule pas mal de l'une à l'autre, au gré de nos différentes maisons, mais sans jamais m'éloigner, puisqu'elles sont toutes situées à l'ouest de Lyon, toutes voisines, toutes à taille humaine, toutes résidentielles et boisées. C'est bien là, pour moi, que se niche le vert paradis de l'enfance. Il faut croire que cela m'a marquée : je n'ai vraiment pas l'âme d'une citadine !

Bien sûr, comme pour tout le monde, l'école est l'un des repères de mes jeunes années. Je vais là où ma mère enseigne, avec mon frère, Hugo, plus jeune de vingt et un mois : la maternelle à Marcy-l'Étoile, la primaire à Pollionnay. Toujours dans le même périmètre. C'est plus pratique, mais il n'est pas question de nous retrouver dans la classe de notre mère ! Que ce soit en cours ou à la récré, nous faisons notre vie, même si c'est elle qui gère, discrètement, côté médicaments. Comment procède-t-elle pour que je ne rate aucune prise au moment des repas ? Je ne m'en souviens pas. Je n'ai rien oublié, en revanche, du vif éclat de cette enfance. Foisonnante d'activités, de sorties, de découvertes.

“En dehors de l’école, mes parents me donnent la possibilité de tout tester : le sport, la peinture, la musique, la danse, la cuisine, la gym… Ils m’offrent le choix d’aimer ou pas.”

Je ne suis privée de rien. En dehors de l'école, mes parents me donnent la possibilité de tout tester : le sport, la peinture, la musique, la danse, la cuisine, la gym... Ils m'offrent le choix d'aimer ou pas. Ils me guident et m'accompagnent mais ne me surprotègent pas. Vigilants : ma mère, par exemple, s'arrache les cheveux pour créer un environnement hyper hygiénique autour de moi. Mais stimulants : j'ai la chance de grandir en extérieur, multipliant les balades à vélo et les randonnées avec eux. C'est d'ailleurs comme cela que je développe, très jeune, mon goût pour la nature. L'un et l'autre sont des adeptes du sport en plein air, tout comme mes grands-parents, auxquels je suis très attachée. Madette et Paï, Mamie et Papy : eux aussi me soutiennent et m'encouragent. Je marche naturellement dans leurs pas.

La montagne, ça nous gagne

À croire que la fameuse devise « un esprit sain dans un corps sain » a été écrite pour cette famille de bons vivants ! Originaire de Lombardie du côté de mon père, elle s'est posée en France il y a trois générations. C'est mon arrière-grand-père paternel qui a franchi les Alpes. Il s'est arrêté en Haute-Savoie, juste de l'autre côté. Aujourd'hui, plus personne ne parle italien chez moi. De ces racines lointaines, il ne subsiste que notre nom aux voyelles chantantes, Malagutti.

En revanche, l'amour de la montagne s'est transmis, lui, de manière très forte, grâce à la branche haut-savoyarde du côté de ma mère. Cette convergence alpine, de part et d'autre de mon arbre généalogique, a certainement favorisé notre passion pour le ski. Nous sommes tous de fervents pratiquants !

D'ailleurs, mon grand-père maternel, ma mère et mon oncle sont moniteurs à l'ESF (l'École du ski français). Quant à moi, on me met des skis aux pieds dès que je sais marcher. J'aime tellement cela que, petite, je rêve de devenir une skieuse professionnelle. Notre appartement familial aux Carroz, au cœur du Grand Massif, en Haute-Savoie, est ma deuxième maison. J'y vais le plus souvent possible, pendant les vacances scolaires et les week-ends : je m'élance dès l'ouverture et jusqu'à la fermeture des pistes. Une vraie acharnée. Reste que, pour devenir pro, il faut vivre sur place. Mes grands projets de compétition à temps plein restent donc des fantasmes de petite fille.

Bien qu'ils me rattrapent encore, de temps en temps… On ne renonce jamais totalement à ses rêves d'enfance ! Pendant l'hiver 2019-2020, je m'offre ainsi une formation d'un mois à l'École suisse de ski de Genève, qui doit me permettre, *in fine*, de donner des cours jusqu'à la 3e étoile. Je me retrouve avec des petits de six, huit ans pendant une semaine dans le massif des Brasses, à trente minutes des Carroz,

“J’aime tisser des liens et les entretenir. Aujourd’hui comme hier, j’appelle régulièrement mon entourage pour prendre des nouvelles. Je maintiens le fil.”

et j'adore ça. Malheureusement, le premier confinement, en mars 2020, interrompt ce bel élan et m'empêche d'obtenir mon diplôme. Momentanément...

Car cette passion résiste à tous les coups du sort et de la météo. Vraiment. Parfois, je me dis même que, si je devais changer une chose dans ma vie, rien qu'une seule, eh bien, je deviendrais monitrice à l'ESF... histoire de poursuivre la tradition familiale ! J'ai conscience que le niveau est très élevé : ils ne recrutent que l'élite là-bas. Et puis j'ai plus de trente ans désormais. Mais je continue de rêver. Toujours prête à essayer. Toujours dans les starting-blocks d'une façon ou d'une autre. Fidèle, en somme, à la petite fille qui s'épanouit dans l'atmosphère vivifiante des vallons du Lyonnais.

Les années collège et lycée

Retour à Grézieu-la-Varenne, justement. Nous sommes en 2000, j'ai douze ans et mes parents viennent d'emménager dans une nouvelle maison, avec un grand jardin entouré de collines à perte d'horizon. C'est le début des années collège et lycée. Des moments charnières et intenses, forcément. Parfois très joyeux, parfois un peu moins. Commençons par les bons souvenirs...

Le premier peut sembler anecdotique : en entrant au collège, je prends le bus pour la première fois. Les prémices d'une autonomie progressive, même si, à cause de mes séances de kiné, mon père m'emmène souvent en voiture le matin. Je grappille ainsi quelques minutes de sommeil en plus. Je dois reconnaître que plus je grandis et... moins je parviens à attraper le bus le matin ! En revanche, je le prends chaque soir. En cela, il reste bel et bien un marqueur de ces années d'apprentissage, car il me permet de papoter avec les copines...

De fait, c'est au collège que je noue mes premières grandes amitiés. Des rencontres essentielles et durables : certaines sont encore aujourd'hui très présentes dans ma vie. Je pense notamment à Pauline (ma « Popo ») : nous sommes inséparables depuis la classe de 5e. Au fil des années, elle devient une seconde fille pour mes parents. C'est un réel soutien, elle en vient même à m'assister dans mes séances de kiné et à me faire cracher, c'est dire notre complicité. Jamais démentie depuis. À l'époque, je traînais beaucoup également avec Élodie. On s'est un peu perdues de vue après le lycée, mais on a gardé contact via Facebook. C'est dans ma nature : j'aime tisser des liens et les entretenir. Aujourd'hui comme hier, j'appelle régulièrement mon entourage pour prendre des nouvelles. Je maintiens le fil.

Preuve en est avec les « Boobies », une joyeuse troupe de « vieilles » copines. Aglaé, Émilie, Bérengère, Fanny et Cassandre… je les ai toutes connues au lycée. Bien que nos routes aient parfois divergé – l'une est médecin urgentiste à Annecy, une autre DJette à Toulouse, une troisième vit dans la région de Nîmes –, nous essayons de caler un week-end ensemble une fois par an. Pour rien au monde je ne raterais ces retrouvailles. Elles sont l'occasion de parler pendant des heures de tout et de rien, de mettre à jour les derniers potins et/ou de raviver nos souvenirs dans une ambiance bien arrosée…

Rebelle en mode mineur

Une parenthèse qui me renvoie évidemment à mes années lycée. À cette époque, je suis toujours entourée de copains. Plein. J'aime rire, sortir et faire la bringue avec eux. Attention, je ne suis pas à proprement parler une figure du groupe ni même une grande rebelle ! J'ai beau arborer une coupe de cheveux très courte et méchée de rose, je suis une bonne élève, dans le peloton de tête de la classe. Pas au premier rang, mais pas au dernier non plus. Une fille à la fois bavarde et sage. Une vraie ado, dans toute la splendeur de ses paradoxes.

Avec, quand même, une singularité : ma vie est très occupée, rythmée par une multitude d'activités sportives et musicales après les cours. Deux bonnes façons, pour moi, de m'évader. De canaliser mon énergie. Sans doute aussi de me prouver que je peux tout faire. Rien ne peut m'arrêter. Au collège, je fais du cross (je gagne deux années de suite, en 5e et en 4e) et du badminton (avec Cathy, ma partenaire de jeu, nous arrivons en finale des championnats du Rhône l'année de notre 5e). Je pratique aussi le tennis et suis classée. En fait, j'aime tout essayer, de l'escalade au ski nautique en passant par la planche à voile et la danse, car j'adore me dépenser physiquement.

Aujourd'hui encore, je considère le sport comme une thérapie. Cela me fait énormément de bien. Bien sûr, je dois m'entraîner davantage pour arriver à un niveau d'endurance semblable à celui de mes amies. Avec l'âge et l'avancée de la maladie, je suis un peu plus lente qu'elles et un peu plus essoufflée, notamment lorsque j'entreprends une randonnée en altitude. Mais je ne m'interdis quasiment rien. No limit !

En cela, je reste dans la droite ligne de l'adolescente curieuse, tonique et insatiable d'hier. Celle-là même qui, chaque soir, se plonge dans la saga de Harry Potter, totalement habitée par cette aventure surréelle. Ou qui, le jour venu, fréquente assidûment l'école de musique une fois le collège terminé. En vraie touche-à-tout, je fais du piano et prends des cours de chant, excellent exercice pour la respiration. Je m'essaie également à la clarinette, que je dois vite arrêter pour des raisons sanitaires. Souffler produit une humidité qu'il me faut aspirer pour obtenir un son clair : pas vraiment une bonne idée en matière d'hygiène ! Finalement, j'opte pour la flûte traversière. Je rejoins alors, non sans fierté, l'orchestre du Val Noir et participe à de nombreux concerts sous la baguette magique d'Élisabeth, ma prof de solfège, qui a l'oreille absolue, compose et joue de plusieurs instruments. J'éprouve pour elle une grande admiration.

Certes, je fais ma petite crise d'ado comme tout le monde. Je renâcle, un peu, beaucoup, pour les séances de kiné. Au collège, je récolte aussi quelques heures de colle pour avoir trop bavardé en cours, séché quelques permanences ou être arrivée en retard. Mais ce sont là mes seules provocations. Pas un instant, par exemple, je ne songe à arrêter mes médicaments pour mes problèmes digestifs. Je ne me mets pas à fumer non plus. Déjà parce qu'aucun de mes copains ne le fait. Et puis je ne suis pas idiote : la sanction serait immédiate pour moi.

Mes piqûres de rappel

De fait, en dépit de tous mes efforts et de ceux de mes proches, la maladie n'oublie jamais de se rappeler à moi. Elle me donne même de sérieux coups de semonce tout au long de mon enfance et de mon adolescence, via de nombreuses bronchites infectieuses qu'un traitement oral ou par aérosols n'arrive pas toujours à enrayer. C'est la partie sombre de l'histoire : on doit me poser un cathéter, qui nécessite une journée d'hospitalisation, puis m'administrer des antibiotiques, par intraveineuse et en continu, pendant quinze jours. Des doses de cheval.

Michèle, une infirmière voisine, passe alors chez moi matin et soir. Elle a beau être d'une patience d'ange, je déteste ces séances. D'autant qu'elles m'obligent à me lever super tôt et, parfois, à finir très tard. Une année, un 1er mai très exactement, c'est même l'enfer. Michèle n'arrive pas à me trouver une « jolie » veine dans le bras gauche : je suis tellement tendue qu'elles « disparaissent » toutes à la vue de l'aiguille ! Finalement, Michèle parvient à me piquer dans le bras droit, celui dont je me sers le plus, puisque je suis droitière. L'horreur. Je ne pourrai rien faire ! Confirmation dès le lendemain au collège, en cours d'histoire. Ne pouvant pas écrire, je fais semblant de prendre des notes. Un stratagème vite débusqué par mon professeur, qui m'interpelle devant toute la classe. Il me sermonne et me demande d'écrire

“Aujourd’hui encore, je considère le sport comme une thérapie. Cela me fait énormément de bien.”

pour de bon, avec le risque de faire bouger l'aiguille de la perfusion dans ma veine. Nul sadisme de sa part : je ne lui ai rien dit. Stoïque, je finis par écrire de la main gauche, tellement j'ai mal avec la main droite. Peur, douleur, contraintes, embarras : ces cures d'antibiotiques sont définitivement les plus mauvais souvenirs de ma jeunesse !

Je fais pourtant tout mon possible pour que rien de tout cela ne se voie. Quel que soit mon âge – huit, douze, quinze ans –, je refuse les traitements de faveur. Certes, le repos est préconisé en cas de « crise ». Et certes, mes petits voisins ou camarades – Kévin et Jérémy en primaire, Romain et Thomas au collège – prennent les cours pour moi quand je ne peux pas y assister. Pour autant, dès que je vais un peu mieux, je m'empresse de retourner à l'école… dûment entourée. Romain et Thomas, encore eux, jouent alors les gardes du corps pour écarter tout danger alentour. Ils portent mon sac, dans la cour de récréation comme dans le bus, et même jusque chez moi. De véritables chevaliers servants ! Je ne suis pas peu fière.

La tête haute, toujours, je ruse par ailleurs pour cacher ma poche sous mon pull et n'en parle à personne sauf au prof de gym. Il ne faut surtout pas que l'on me bouscule : la tubulure de ma perfusion pourrait se couder, le cathéter bouger, donc transpercer la veine dans laquelle il est installé, et ainsi entraîner une extravasation. Un mot savant qui désigne la diffusion du produit en dehors de la veine vers les tissus environnants. Gonflement instantané à la clé ! Non seulement cet épanchement est ultra-douloureux, mais, en outre, il oblige à enlever tout le dispositif et à recommencer avec une autre veine. Un vrai calvaire ! Autant dire que j'ai la trouille… Pas assez, néanmoins, pour me dissuader de vivre comme si de rien n'était. D'ailleurs, à moins d'habiter sous le même toit que moi, personne ne peut deviner mon « appareillage ». Je suis jeune, je suis positive : je veux croire aux lendemains qui chantent. À tout point de vue !

Appels d'air

Deux événements m'y autorisent. Deux appels d'air, qui, chacun, me réconfortent et me donnent de l'espoir lorsque le doute ou la souffrance me font vaciller pendant ces moments difficiles. Le premier est connu de tous : il s'agit de la *Star Academy*, émission de téléréalité musicale diffusée sur TF1 à partir de 2001. L'un des programmes les plus populaires de l'époque. Je suis assez fan, comme beaucoup d'ados de ma génération. Mais je deviens carrément accro lorsqu'un certain Grégory Lemarchal intègre, en 2004, l'équipe des candidats de la 4e saison. Cette année-là, je ne rate aucun épisode !

Grégory a vingt et un ans, il est atteint de la mucoviscidose comme moi et ne s'en cache pas. Surtout, il chante divinement. Son charisme, sa gentillesse, ses mots et son parcours exemplaire pendant les seize semaines du show, jusqu'à sa victoire, enchantent littéralement la jeune fille de seize ans que je suis alors. C'est un exemple pour tous, peut-être encore un peu plus pour moi. Sa mort, à peine trois ans après, en 2007, m'anéantit. Mais je me rappelle aussi qu'elle me donne « l'envie d'avoir envie », pour reprendre le titre d'une chanson célèbre de Johnny (et pour rester dans l'ambiance). Elle me conforte en tout cas dans mes engagements associatifs, dans la foulée, bénévole et motivée, de mes parents.

Chaque année, depuis que nous avons emménagé dans la périphérie de Lyon, nous participons aux Virades de l'espoir, un événement national, festif, sportif et solidaire. Organisé par l'association Vaincre la mucoviscidose, il se décline dans plus de 400 villes à travers la France. Chez nous, il se déroule à Marcy-l'Étoile, juste à côté de Grézieu. Grâce aux participants, qu'ils soient marcheurs, coureurs, vététistes et/ou simples donateurs, des fonds sont récoltés pour aider la recherche, améliorer la qualité de vie des patients et leur offrir un futur.

Cette journée me tient particulièrement à cœur. Mes parents y sont très actifs, forcément. Moi-même, pendant mes années collège et lycée, je m'occupe d'un stand avec mes copains. Aujourd'hui encore, je participe à la Course du souffle, même si, en 2020, la conjoncture ne nous a pas été très favorable, entre une météo horrible et l'épidémie de Covid-19. Mais je serai là en 2021, et les années suivantes. J'aime courir. Et puis voir tous ces gens se mobiliser, pour moi, pour nous, me réjouit. Je n'oublie pas que l'une des chansons de Grégory Lemarchal s'appelle *Le Lien*. L'un des mots moteurs de ma vie.

“ Je suis jeune, je suis positive : je veux croire aux lendemains qui chantent. À tout point de vue ! ”

LES GRANDS TÉMOINS : LA GUIDE

MARIELLE MALAGUTTI

La mucoviscidose ne demande pas seulement du temps et de l'énergie aux patients. Elle impacte aussi fortement les familles. En premier lieu les parents. À leur rôle de père et de mère se superpose celui d'aidant. Essentiel. Les miens ont su prendre très vite les choses en main. Vigilants mais rassurants, ils n'ont eu de cesse de m'entourer, m'offrant une enfance et une adolescence à la fois choyées et toniques. Raison pour laquelle j'ai souhaité associer ma mère, Marielle, à cette fin de chapitre. Elle reste la guide privilégiée de mes jeunes années, avec mon père, Olivier.

Le diagnostic

« Tout bascule le jour du diagnostic, le 21 mars 1989. Une date gravée en moi, en nous, à jamais : le choc est violent pour nous deux, jeunes parents. Je me souviens de tout. Des

mois d'inquiétude et de doute qui précèdent cette annonce. De l'angoisse à la vue de ce bébé que j'allaite et qui ne grossit pas, surtout qu'il manifeste par ailleurs des troubles digestifs importants. De mon sentiment de culpabilité et d'incompétence… Pourtant, j'ai cherché des réponses, désespérément, et tâtonné, forcément. Fiona est mon premier enfant, ma petite princesse, je n'ai pas de point de comparaison. Mais je sens bien que quelque chose ne va pas. Un article sur la mucoviscidose, dans Santé Magazine, *me met enfin sur la bonne voie. Les symptômes décrits m'interpellent. Ils sont tellement concordants ! Je fonce alors chez le pédiatre, qui n'a jamais été confronté à un tel cas. S'ensuivent l'épreuve du test de sudation et le diagnostic de mucoviscidose… Quel effondrement pour nous deux ! Je suis totalement perdue. Olivier, pourtant très affecté, se relève vite et me stimule, heureusement ! Il faut chercher un centre hospitalier. Le service du professeur Gilly, à Lyon, s'impose très vite. Pour sa solide réputation et pour sa situation géographique, idéale pour nous. »*

Vivre avec

« De fait, le professeur Robert Gilly est formidable. Il prend le temps de nous informer, et répond clairement aux nombreuses questions que je lui pose. Je suis totalement désemparée, mais ma confiance en lui me permet d'absorber cet afflux d'informations si anxiogènes. Je découvre dans le même temps l'enquête génétique

et l'ampleur des soins à prodiguer... pour toujours. J'ai l'impression que je ne pourrai jamais m'approprier cette nouvelle vie, qui va osciller entre médication permanente, séances de kiné quotidiennes, forte vigilance diététique... Afin de faire au mieux et de tout concilier, je décide de travailler à mi-temps dans une petite école des environs d'Angoulême. Très vite, Olivier et moi demandons aussi à être formés. Les séances pour apprendre les gestes spécifiques de kiné me sont insupportables, au début. Je suis pétrie de douleur pour ma puce, qui n'a rien demandé. On me dit qu'elle ne souffre pas malgré ses pleurs, mais je me sens tellement coupable de lui faire subir ce traitement si injuste. Cette culpabilité m'a habitée longtemps...»

Comme les autres

« Les consultations se sont toujours poursuivies à l'hôpital de Lyon. Je m'organise pour les programmer pendant les vacances scolaires, afin d'atténuer ces moments éprouvants par quelques jours réconfortants en Haute-Savoie, auprès de mes parents. Fiona semble aborder ces rendez-vous avec un certain détachement, sans doute pour se protéger et ne pas se laisser envahir par le stress que je dois lui transmettre sans le vouloir. Malgré les lourdes contraintes quotidiennes, nous avons tout fait pour lui permettre d'être une petite fille comme les autres. Seule différence avec les autres familles, peut-être : nous avons appris à vivre dans l'instant, sans vraiment nous projeter dans un futur trop lointain. »

Nature, culture et vigilance

« Mon éducation, ma formation et mes lectures m'ont appris l'importance de la place du corps et de la culture pour l'équilibre de chacun. Ski, tennis, danse, gym, musique remplissent donc l'enfance de Fiona. Elle a le droit de pratiquer toutes les activités, sauf lorsque sa sécurité est en jeu. À son grand regret, la natation dans le cadre de l'école est ainsi compromise en raison des nombreux germes présents. Chaque année, elle tente d'y aller, mais dès les premières sessions il lui faut arrêter. En revanche, Fiona a pu partager des cours d'équitation avec ses copines de CM2 en portant un masque et en évitant soigneusement les séances de pansage. Je n'ai pas attendu la crise actuelle pour être hyper vigilante sur le plan sanitaire ! Là-dessus, je ne lâche rien, pas plus hier qu'aujourd'hui. Aérer, se désinfecter les mains, garder ses distances, éviter les embrassades : cela a toujours été le quotidien de Fiona, avec ou sans moi. »

Le voyage

« Lorsque Fiona m'annonce son projet de partir en Amérique du Sud, j'éprouve des sentiments très contradictoires : une forte émotion, une grande inquiétude, mais la conviction, aussi, qu'elle doit pouvoir vivre cette expérience longuement mûrie et préparée. Je sais que Nicolas, son compagnon, est très vigilant et attentif. Les préparatifs prennent six mois et tout est envisagé, même une

dégradation de l'état de santé de Fiona avec la possibilité d'un rapatriement d'urgence. Par ailleurs, le lien est maintenu pendant leur périple grâce à une appli absolument géniale qui nous permet de les suivre quotidiennement, sauf lors de l'ascension en Bolivie. Bien sûr, au début, il est très dur de penser qu'on ne la verra pas pendant de longs mois. Mais Fiona n'oublie pas de nous impliquer tout au long du voyage. Elle poste régulièrement des photos, programme des "visio" et, surtout, nous donne rendez-vous en Équateur. On la rejoint sur place, avec Hugo, son frère : on est tellement contents ! Et leur voyage continue… De toute façon, il vaut mieux suivre Fiona que lui résister. Et quelle émotion le jour de son retour ! »

Fiona

« Une chose est sûre : son tempérament, solaire, ne laisse personne indifférent. Spontanée, pétillante, engagée avec conviction auprès d'associations comme en amitié : ma Fiona est une grande passionnée qui fonctionne au coup de cœur. En revanche, elle n'aime pas particulièrement se mettre en avant. Si elle réalise tant de choses, plutôt que de les rêver, c'est pour ne rien regretter. J'admire son énergie et son extraordinaire volonté malgré les nombreuses embûches, les grandes souffrances et la lourdeur de ses soins multiquotidiens. Oui, ma fille m'épate, tout simplement. »

“Seule différence avec les autres familles, peut-être : nous avons appris à vivre dans l’instant, sans vraiment nous projeter dans un futur trop lointain.”

Chapitre 03

PREMIERS SOLOS

Troisième halte, troisième frisson, troisième arrêt sur image. L'Australie, île-continent, élargit considérablement mon horizon à l'aube de mes vingt-trois ans. Je suis alors étudiante en pharmacie et décide de faire un stage dans un hôpital à Brisbane, pour valider ma 5e année. Un moment de bascule formidable. Je pars seule, loin de mes proches et, surtout, de ma zone de confort. C'est ici, pour la première fois de ma vie, que je m'offre le luxe de voyager sans contraintes, toujours à l'affût d'une rencontre et d'une nouvelle sensation. C'est ici, sur cette terre aux antipodes de la mienne, que je prends goût comme jamais à la liberté…

Down under

Été 2011. Juin, juillet, août. Trois petits mois qui transforment ma jeune existence et s'imposent comme une séquence clé. Indiscutablement, il y a un avant et un après mon voyage en Australie. La coupure se fait en douceur : au terme de vingt-six heures de vol, avec une escale à Bangkok, je me retrouve, éblouie, sur le sol de Brisbane. Ville liquide, qui enjambe un fleuve, elle s'étend sur une plaine humide bordée de collines, puis longe les rivages de la baie Moreton, sur la côte nord-est. Ville florissante et pointue, aussi. De fait, la capitale de l'État du Queensland, troisième cité la plus peuplée d'Australie, est quadrillée de larges avenues et hérissée de gratte-ciel.

C'est l'hiver dans l'hémisphère Sud. *Down under*, comme il est d'usage de dire sur place. Un hiver tropical qui me détourne encore un peu plus de Lyon et des Alpes. Je viens de terminer ma 5e année en faculté de pharmacie, à l'issue de laquelle j'ai passé les épreuves du concours d'internat. En attendant les résultats, je suis à Brisbane pour effectuer un stage à l'hôpital Princess Alexandra. Une formation plus sympathique que réellement instructive. Aucune importance : ce pays-continent m'intrigue et me fait rêver. Si j'atterris ici, c'est avant tout pour assouvir ma curiosité. D'ailleurs, sur les trois mois que dure cette parenthèse australienne, je pars un mois en voyage, avec la bienveillante complicité de Mr. Washington, mon maître de stage. *« I want you to love my country ! »* : « J'ai envie que tu aimes mon pays », m'enjoint-il aussitôt. *« Thank you, Mr. Washington, count on me ! »* Nul besoin de traduction : je l'ai littéralement pris au mot.

Avant de plonger dans les tours et détours de mon périple austral, un petit retour en arrière s'impose toutefois...

Tout, du premier coup

Mes études, d'abord. Je choisis la pharmacie peu de temps avant de passer mon bac S. De toute évidence, du fait de ma maladie chronique, cet univers m'est familier. Une amie de ma mère est pharmacienne, je vais chez elle depuis que je suis toute petite. Aujourd'hui encore, je tutoie mes pharmaciens. À l'époque de mes dix-huit ans, pharmacie rime avec officine, pour moi. C'est comme cela, a priori, que j'envisage mon avenir professionnel. Y a-t-il une motivation inconsciente dans le choix de cette filière ? Me suis-je dit qu'en étant pharmacienne j'aurais mes médicaments sous la main ? Peut-être. Je n'ai jamais vraiment cherché à approfondir la question.

“Il m’arrive même, pendant le concours de P 1, de m’assoupir pendant un examen ! Rien, pourtant, qui n’entame mon mental de coureuse de fond. Rien qui ne me fasse renoncer.”

De ces premières années étudiantes, je garde surtout le souvenir d'avoir travaillé, révisé, bachoté. Pas forcément dans l'idée de devenir interne, d'ailleurs. Pas au départ, en tout cas. Méthodique, j'envisage cette formation au long cours comme l'on fait un trail, étape par étape. Je raffole de ces courses à pied qui se déroulent dans la nature sur une longue distance. Je sais que la meilleure façon d'arriver jusqu'au bout est de procéder progressivement. J'adopte donc la même foulée, le même rythme et le même état d'esprit en intégrant la faculté de pharmacie de Lyon.

Premier objectif : le concours très sélectif qui conclut la première année, autrement dénommée P 1. Et puis j'enchaîne : 2ᵉ, 3ᵉ, 4ᵉ année. Chaque fois, les examens sont en janvier et en mai. Chaque fois, je planche comme une damnée. Concentrée. Chaque fois, je suis reçue du premier coup. Une sacrée gageure ! Certes, mon état de santé est pris en compte : j'ai droit à un tiers de temps en plus que les autres étudiants pendant les épreuves. Quand ils disposent de trois heures, j'en ai quatre. Mais j'en sors épuisée. Il m'arrive même, pendant le concours de P 1, de m'assoupir pendant un examen ! Rien, pourtant, qui n'entame mon mental de coureuse de fond. Rien qui ne me fasse renoncer.

En bonne bûcheuse, je partage même ma 5ᵉ année de pharma entre un stage à mi-temps à l'hôpital et la préparation du concours d'internat. Pourquoi cette décision ? Parce que c'est la voie qui m'ouvre le plus de portes, tout simplement. L'internat en pharmacie hospitalière s'étale sur quatre ans, morcelés en huit semestres, qui se déroulent chaque fois dans un service, voire dans un hôpital différent. Idéal pour moi : je souhaite explorer un maximum de choix de vie, je suis hyper adaptable et j'adore changer. Le concours est en mai. Il s'agit donc d'être bien préparée…

Pourtant, comme si ce défi ne me suffisait pas, je profite également de cette 5e année transitoire pour me concocter un « petit » stage d'été à l'étranger. J'ai bien envie, pour changer, de m'immerger dans un hôpital à plein temps. Pourquoi pas en Australie ? Je cherche donc… et je trouve. Même si, là encore, ça n'est pas une mince affaire.

Working holydays

D'accord, le Working Holyday Visa est relativement facile à obtenir. Pour mémoire, ce document permet aux voyageurs âgés de dix-huit à trente-cinq ans de travailler et d'étudier en Australie pendant un temps limité. Je coche toutes les cases a priori. Reste que le pays des kangourous est très vigilant, depuis longtemps, en matière de sécurité sanitaire. Il ne tient surtout pas à ce que ses visiteurs diffusent de nouveaux virus sur son territoire, relativement épargné.

Première complication en amont : afin d'obtenir ce visa en bonne et due forme, je dois rencontrer un médecin agréé à Paris, qui établit un certificat attestant que tout est OK de mon côté. Encore une fois, la mucoviscidose n'est pas contagieuse, il est toujours bon de le rappeler ! Deuxième complication : il me faut anticiper sur la gestion de mes médicaments, une fois en Australie. Nombre de rendez-vous médicaux jalonnent donc mes préparatifs avant que je puisse prendre mon avion, nantie de deux valises, dont une pleine de médicaments. Je vous épargne mes recherches pour trouver le stage proprement dit, puis le faire valider par mon université à Lyon… Autant de lourdeurs administratives, en français comme en anglais, dont je m'occupe seule, de A à Z. Tandis que ma mère, elle, se charge des démarches pour que je puisse être rapatriée, au cas où…

Un partage des tâches qui en dit long, mine de rien. Ma mère, forcément inquiète, ne me pousse pas vraiment à partir. Mais elle ne me retient pas non plus. L'une et l'autre, nous savons, implicitement, que ce stage en Australie est un prétexte, même s'il valide bel et bien mon cursus universitaire. Son enjeu est plus profond, plus souterrain : pour la première fois de ma vie, moi, la petite fille un peu couvée, je m'ébroue seule en dehors du nid…

Besoin de personne (ou presque)

Mes premières heures en terre australe résument assez bien le tempo et l'ambiance générale de ce séjour : sitôt arrivée, sitôt en vadrouille ! Très vite, en effet, je trouve le moyen de dire à mon maître de stage que l'un de mes vieux copains de lycée est à Sydney, et que j'aimerais le retrouver rapidement, car il repart bientôt... En clair, je souhaite d'emblée faire une petite excursion à plus de 900 kilomètres de Brisbane ! *No problem !* Mr. Washington est un homme très arrangeant. À l'image de son pays, où j'expérimente un sentiment nouveau, l'un des plus enivrants qui soient : celui de la liberté.

Le fait est que je n'ai de comptes à rendre à personne pendant ces trois mois. En free-lance total ! Le temps file vite, l'argent aussi : ma seule pression est de parvenir à ne pas trop dépenser... Car j'ai envie de tout voir. Brisbane, Sydney, Byron Bay, Cairns, Darwin, Alice Springs, le monolithe sacré d'Uluru, Melbourne : je sillonne ce pays immense aux côtés de Gary et d'Ariane, nouveaux complices rencontrés dans ma colocation étudiante. Autant de lieux, de rencontres et de sensations nouvelles qui me permettent, incidemment, de me connaître un peu mieux. Car voyager, c'est aussi partir à la découverte de soi. J'ai alors vingt-trois ans. L'Australie est le premier temps fort de mon émancipation progressive. La preuve : je me gère bien côté santé alors que c'est un vrai

“J’expérimente un sentiment nouveau, l’un des plus enivrants qui soient : celui de la liberté.”

défi au départ. Ainsi, j'ai beau bouger à droite et à gauche, passer d'un train à un avion, ou même dormir à la belle étoile lors d'une de mes balades au cœur de l'outback, je pratique ma kiné et mes aérosols comme il se doit et ne perds rien, *in fine*, de mes capacités respiratoires.

Pour comble du bonheur, j'apprends que je suis reçue au concours d'internat lors d'une halte involontairement prolongée dans le sud de la Nouvelle-Zélande (un nuage de cendres nous empêchant de repartir) ! Moment un rien surréaliste donc inoubliable. Je suis ravie : mon classement me permet de suivre la filière pharmacie hospitalière à Lyon. Mais je suis triste aussi, je dois bientôt rentrer en France. Début septembre, lorsque mes amis me raccompagnent à l'aéroport de Brisbane, je suis effondrée. Quelque chose de fort et d'unique s'achève. Quelque chose dont je désire garder la trace. Indélébile.

La veille de mon départ, je me fais tatouer la Croix du Sud sur ma cheville. Mon tout premier tatouage. Cette constellation d'étoiles est la plus connue de l'hémisphère Sud. Elle oriente les voyageurs et les navigateurs. Elle orne également nombre de drapeaux, dont celui de l'Australie. Là même où j'ai trouvé la direction que je veux, désormais, donner à ma vie : vivre à fond et voyager sans limites… si possible la tête dans les étoiles.

Se réunir à la Réunion

Une chance pour moi, l'internat, qui jette une passerelle entre ma vie d'étudiante et ma vie professionnelle, me permet de poursuivre ces déambulations choisies. Cette période intermédiaire est décidément formatrice ! D'autant que je suis rémunérée : une bonne façon d'acquérir encore un peu plus d'autonomie.

Je démarre ce nouveau cycle en novembre 2011 et passe ma première année à l'hôpital. Précisément, mon premier semestre d'hiver se déroule à Lyon (je suis rattachée à l'hôpital Lyon-Sud), tandis que mon premier semestre d'été a pour cadre Annecy, son lac, ses montagnes et mes grands-parents… mes chers Madette et Paï. Cette ville d'eau, d'art et d'histoire constitue donc pour moi à la fois un cocon protecteur et une rampe de lancement. C'est là que j'emménage et vis toute seule pour la première fois de ma vie. C'est aussi là, courant 2012, que j'entreprends mes démarches pour concrétiser, une nouvelle fois, mon désir d'ailleurs.

L'idée, au départ, est d'effectuer mon semestre d'été suivant – un an après, en 2013 – dans un territoire d'outre-mer. Ma curiosité me porte plutôt vers Tahiti ou la Nouvelle-Calédonie. Finalement, ce sera l'île de la Réunion. Un choix que je fais en concertation avec Marielle, ma mère.

La Réunion est le seul département d'outre-mer pourvu d'un CRCM (Centre de ressources et de compétences de la mucoviscidose). La muco ne me quitte jamais… On y revient donc toujours, un peu, beaucoup, forcément. Ma mère est rassurée, je la comprends. L'argument est suffisamment fort pour me convaincre de mettre de côté mes aspirations polynésiennes ou calédoniennes. Bye bye, l'océan Pacifique, bonjour, l'océan Indien ! Après de longues et lourdes démarches administratives, je décroche un stage de six mois au service « chimio » au sein de l'hôpital Félix-Guyon, à Saint-Denis-de-la-Réunion. C'est peu dire que je suis excitée lorsque je débarque sur cette belle île lointaine, fin avril 2013 !

Le trajet en avion, onze heures de vol, m'a d'ores et déjà galvanisée. Je fais le voyage avec Manue, une étudiante en chirurgie qui vit sur place. Une parfaite inconnue qui devient très vite une super copine. On peut même parler d'un coup de foudre d'amitié. Manue est partante pour tout, vit à mille à l'heure, travaille au même hôpital que moi et me fait rencontrer tout le monde (dont Lou, une gynéco réunionnaise qui complète notre trio de choc). L'osmose est idéale. Tant et si bien que je partage avec elle une colocation, aux côtés d'Anna et Thomas, deux autres étudiants. L'endroit, que nous avons dûment réservé, est censé être « la maison du bonheur », avec sa piscine et sa luxuriance tropicale alentour, dixit le petit topo sur Internet.

Il se révèle sombre et situé à trois quarts d'heure de route de l'hôpital. Une route bouchée en permanence, qui plus est. Nous nous sommes clairement fait avoir ! La bonne humeur reste de mise, pourtant. Tout le temps.

Déjà parce que notre cadre de vie est stimulant et très sain. Certes, je fais souvent la fête. Joies et plaisirs de la vie étudiante. Mais je cours aussi le matin, une fois par semaine, toujours avec Manue, avant d'aller travailler, et je fais de la rando presque tous les week-ends. Par ailleurs, je pratique l'escalade et le canyoning, deux activités qui ont l'avantage de m'immerger dans la beauté spectaculaire de cette île intense. Façonnée par ses volcans, dont le piton de la Fournaise, l'un des plus actifs de la planète, elle abrite des cirques, des cascades et des canyons au cœur de ses reliefs escarpés. Un terrain de jeu formidable pour les sportifs et les explorateurs en herbe.

Le fait est que la Réunion porte bien son nom : vivre sur une île favorise les rencontres et les connexions. Il n'y a rien de plus naturel, dès lors que l'on est loin des siens, que de chercher à reconstituer un microcosme chaleureux et réconfortant autour de soi. Je m'intègre donc très vite à ce nouvel environnement, aussi bien sur le plan professionnel – mon stage me passionne – que sur le plan social et amical. En outre, mes parents, mon frère et Florian, mon compagnon d'alors, me font la joie de me rejoindre sur place pendant deux semaines. Je pose alors des jours de congés et leur concocte un programme de folie. Je suis tellement bien ici que je pourrais y rester des années. Il ne manque que la neige à la Réunion pour qu'elle devienne mon paradis sur terre.

Point cardinal

Je me dois de repartir à Lyon pourtant. Florian m'y attend. La suite de mon internat également. Impossible, néanmoins, de me sédentariser tout à fait ! À cette époque, je ne cesse d'aller et venir entre la région Rhône-Alpes et le reste du monde (ou presque). Partir, revenir... Toujours en quête d'un nouvel horizon, comme un appel, comme un aimant.

Concrètement, ma 3e année se déroule entièrement à l'hôpital Édouard-Herriot, l'un des pôles du Centre hospitalier universitaire de Lyon. Six mois au service « chimio », six autres au service dispositifs médicaux. Une nouvelle étape un peu plus posée que d'habitude semble-t-il, mais cela ne dure pas. Je trouve le moyen de m'offrir une échappée belle de six mois à Londres, entre ma 3e et ma 4e année, cette fois dans un cabinet privé spécialisé en économie de la santé. Une expérience humide – l'hiver est rude en Angleterre, notamment pour mes bronches –, mais heureuse :

mon agence est située non loin de King's Cross, un quartier en pleine ébullition. J'adore l'effervescence de cette ville capitale, que j'arpente jour et nuit avec Bérengère et Dani, ma « famille » locale. Impossible de rentrer directement chez moi une fois ma journée de travail achevée ! Cette escapade britannique reste néanmoins une parenthèse. Enchantée.

Lyon demeure mon repère. Mon point cardinal. C'est ici, d'ailleurs, que je commence ma thèse d'exercice (pour l'obtention du diplôme d'État de docteur en pharmacie). Je trouve mon sujet lors de mon premier stage à l'hôpital Édouard-Herriot, au service « chimio ». Là même où l'on met en place des protocoles individualisés pour les personnes atteintes de cancers digestifs. Ma plus-value ? J'instaure et peaufine des analyses pour voir si ces protocoles ne comportent pas de contre-indications pour les patients atteints d'autres pathologies (diabète, hypertension, etc.). C'est donc une thèse « pratico-pratique », en phase avec mon tempérament. Effectuée sur le terrain, en connexion avec les médecins, elle se nourrit essentiellement d'entretiens avec les personnes malades. Une thèse soucieuse de lien, en somme. Son titre : « Mise en place et évaluation d'une activité de pharmacie clinique en hôpital de jour oncologique ».

Je la soutiens le 14 septembre 2015, autre date-étape de mon parcours en forme de trail. J'ai alors 27 ans. Je n'ai pas perdu de temps, même si je ne m'en rends pas vraiment compte. Sans doute parce que dans mes études, comme dans ma vie personnelle, la passion est mon principal moteur. Ce même jour, je prononce également le serment de Galien, celui des apothicaires : « En présence des maîtres de la faculté, des conseillers de l'ordre des pharmaciens et de mes condisciples », je jure d'« exercer dans l'intérêt de la santé publique », avec « conscience, probité, honneur et désintéressement ». Un moment solennel que je partage comme il se doit avec ma famille et mes proches.

Pourtant, même si une page se tourne, je reste partante pour étoffer encore un peu l'épilogue de ce long chapitre étudiant. Si plaisamment itinérant. Avant d'entrer pleinement dans la vie professionnelle, je m'inscris donc en master d'épidémiologie en santé publique à Paris pendant l'année universitaire 2015-2016, au Conservatoire national des arts et métiers (CNAM) et à l'Institut Pasteur en alternance. Ultime rebond ? Pas tout à fait. Une fois cette formation achevée, je m'en retourne de nouveau à Lyon pour suivre un stage à la CIRE (Cellule d'intervention régionale d'épidémiologie), avant d'intégrer (en intérim, puis en CDD, puis en CDI) les laboratoires Sanofi-Pasteur, dont l'histoire s'écrit en partie dans la région.

Lyon/Annecy/la Réunion/Lyon/Londres/Lyon/Paris/Lyon : ces quatre années d'internat me donnent presque le tournis rétrospectivement. Virevoltantes, elles me confirment surtout que je suis bien trop en quête de nouvelles expériences pour m'installer quelque part. Et même pour m'installer tout court. D'ailleurs, ma mission à Sanofi ne dure qu'un temps. Un peu plus de deux ans. Tout se passe pour le mieux… mais, en 2018, l'appel du large devient de plus en plus fort. Un projet ancien, que j'avais quelque peu remisé ces dernières années, refait surface par le plus grand des hasards. Je ne veux surtout pas avoir de regrets. Je ne mets donc pas longtemps à me décider, puis à m'organiser. Mais cette fois-ci, je ne pars pas seule…

“ J'ai trouvé la direction que je veux, désormais, donner à ma vie : vivre à fond et voyager sans limites… si possible la tête dans les étoiles.”

LES GRANDS TÉMOINS : MON POINT D'ANCRAGE

PAULINE KIZILIAN

Dans la vie de tous les jours, Pauline est médecin urgentiste. Dans ma vie depuis toujours, ou presque, elle est surtout ma grande amie et mon point d'ancrage. Celle avec laquelle j'ai grandi, tout partagé jusqu'à la fac, et beaucoup ri. Celle qui n'est jamais loin, aujourd'hui encore, même lorsque des milliers de kilomètres nous séparent. Personne n'est mieux placé que Pauline pour témoigner de nos années d'apprentissage et de mes rêves de jeune fille. Personne ne saurait mieux incarner cette notion de lien à laquelle je tiens tant.

La rencontre

« Fiona et moi, on s'est rencontrées en classe de 5e et cela a pris rapidement entre nous. Déjà parce qu'elle était facile à aborder. Très charismatique. Et puis l'on grandissait l'une et l'autre dans une famille protectrice. On ne pouvait pas sortir aussi facilement que nos copines. On était moins libres. Pas pour les mêmes raisons, mais cela nous a rapprochées. »

Les années collège et lycée

« On a tout vécu ensemble, en filles raisonnables, avec la même vision des choses. Pas trop rebelles, mais ambitieuses. Fiona était studieuse, un peu poussée par sa maman sans doute. J'en parle d'autant plus aisément que Marielle est comme une mère pour moi ! Au-delà de la pression familiale, je pense que, si nous souhaitions réussir à l'école, c'était aussi pour pouvoir choisir notre vie après. C'était important, pour elle comme pour moi. De fait, Fiona a toujours aimé les défis. Elle était très sportive, par exemple. La meilleure ! Je me rappelle qu'on l'évoquait avec admiration au collège. Elle se donnait plus que d'autres, elle avait vraiment du mérite. On trouvait ça dingue, qu'elle soit si bonne en sport. En revanche, on ne parlait jamais de sa maladie entre nous. C'était tabou. Tout le monde aimait bien Fiona. Il y avait peut-être parfois un peu de jalousie, car elle était très chouchoutée par les profs. Mais cela ne venait pas d'elle. Elle ne se mettait jamais en avant. »

La maladie

« Je suis très vite devenue l'amie qui lui faisait faire sa kiné respiratoire. J'ai appris à m'occuper d'elle, mais sans que cela revête un caractère dramatique. Il nous arrivait très souvent de rigoler pendant ces séances. Fiona a toujours été positive. Elle a adopté cette attitude très jeune. C'est le comportement idéal face à la maladie. Mais, du coup, on en parlait peu ensemble. D'ailleurs, les rares fois où j'ai eu de vraies discussions à ce sujet, ce n'était pas avec elle mais avec d'autres amies. Il pouvait nous arriver de pleurer. Même si l'on était toutes persuadées qu'elle allait battre des records dans ce domaine également ! On le pense toujours. »

Les études

« Il y avait une vraie volonté, chez elle, d'entreprendre des études de pharmacie, mais rien ne l'obligeait, en revanche, à pousser jusqu'à l'internat. Elle a voulu aller jusqu'au bout, comme lorsqu'elle fait du sport. C'est sa façon à elle de dire qu'elle n'est pas différente. Cela étant, elle n'a pas aimé l'ambiance hospitalière. Il est vrai que ça n'est pas très joyeux, or Fiona est naturellement portée vers la gaieté. »

Les voyages

« Étudiante, elle a toujours réussi à trouver des stages à l'étranger et, par là même, à bouger. Cela vient peut-être du fait que, jusqu'à l'âge de seize ans, ni elle ni moi n'avons eu le droit de partir sans nos parents. Je me rappelle qu'on attendait nos dix-huit ans et notre entrée à la fac avec impatience, pour pouvoir faire la fête, rattraper le temps perdu, nous autogérer. Déjà, Fiona parlait de voyager, notamment d'effectuer un périple de six mois, un an. Je n'ai donc pas été surprise lorsqu'elle m'a confié, beaucoup plus tard, son projet de partir en Amérique du Sud. Honnêtement, je n'aurais jamais pu me lancer dans une telle épopée. Pas assez confortable pour moi. En revanche, je n'étais pas inquiète pour Fiona. Elle est raisonnable. Elle sait ce qu'elle fait. Et puis j'ai eu la chance de la retrouver au cours de ce long périple. À Buenos Aires. C'était génial ! »

L'amie

« Fiona se crée des amitiés sincères partout où elle passe. Elle a pas mal bougé pourtant, mais elle sait entretenir le lien. C'est l'une des qualités que j'aime chez elle, outre sa gaieté et sa persévérance : elle est très fidèle en amitié. En ce qui me concerne, elle est ma Number One ! »

Ma traversée de l'Amérique du Sud

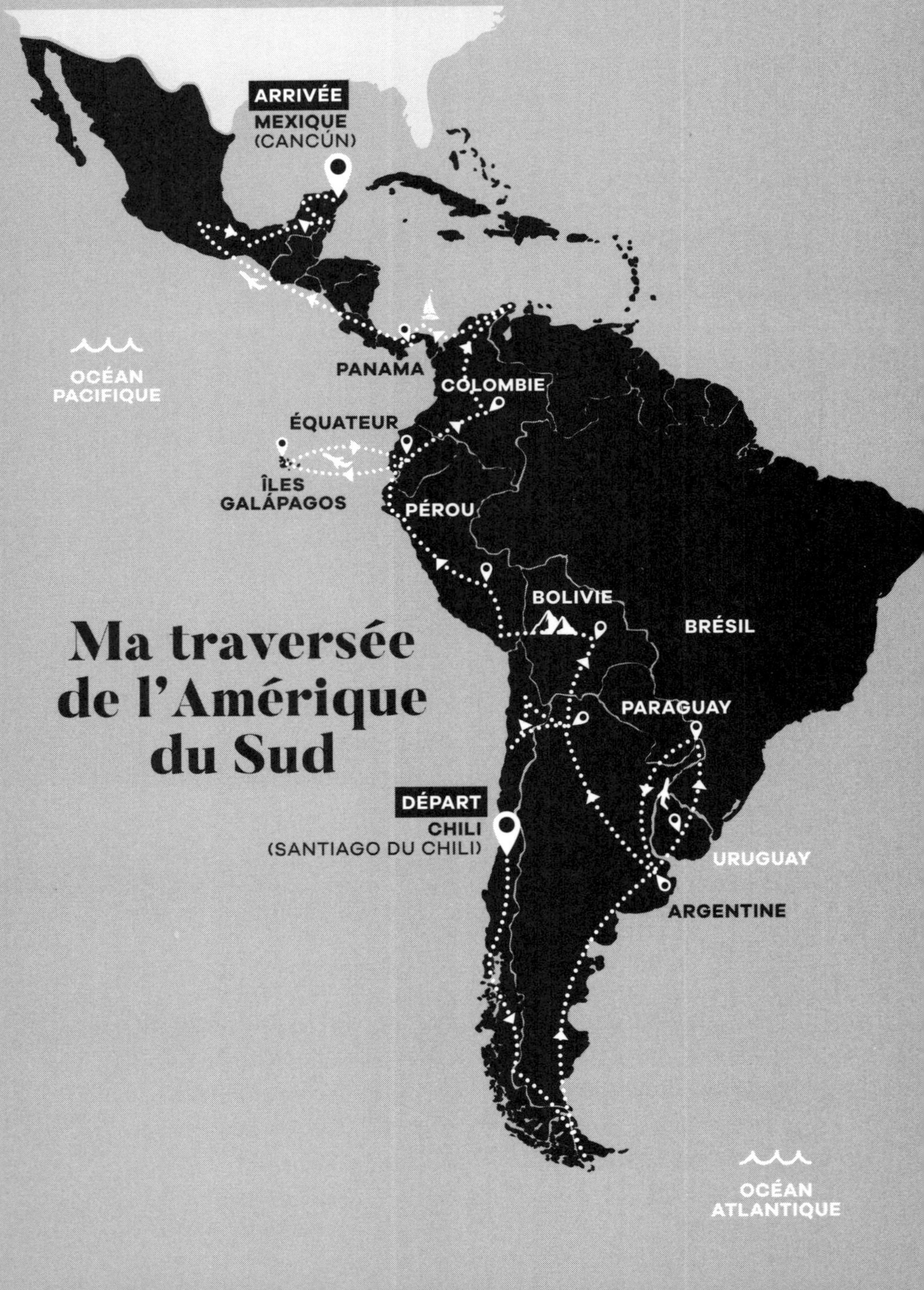

Chapitre 04

LA TRAVERSÉE

Quatrième halte, quatrième arrêt sur image, quatrième pic. Sans doute le plus panoramique. Située en contrebas de la cordillère des Andes, la métropole de Santiago du Chili est le point de départ stimulant de mon périple de dix mois en Amérique du Sud. J'ai trente ans, l'âge de tous les possibles. Au côté de Nicolas, mon compagnon, je m'offre une année sabbatique et m'apprête à traverser neuf pays dans un van dûment lesté de 30 kilos de médicaments. Cette aventure hors du commun, jalonnée de rencontres et d'étapes éblouissantes, me confirme ce que je pressens depuis toujours. Jamais les lourdes contraintes imposées par la mucoviscidose ne m'empêcheront de dévorer la vie.

On dirait le Sud

L'envie d'un voyage au long cours me taraude depuis longtemps. J'y pense souvent, notamment pendant mon internat. Il m'est tout à fait possible, alors, de poser une disponibilité et de m'offrir une césure de six mois. Sauf que je n'envisage pas de partir seule. Surtout si longtemps. Or Florian ne peut se libérer. Il est opticien, travaille à Lyon, a des contraintes que je n'ai pas. Je garde donc enfouie au fond de moi l'idée de découvrir, un jour, les grands espaces latino-américains, puisque c'est là que mon cœur et ma curiosité me portent.

Cap sur *el Sur*, le grand Sud lointain : je rêve d'un aller sans billet de retour. Non pas que je ne veuille pas rentrer, mais je souhaite me laisser du temps, m'abstraire de ces comptes à rebours qui démarrent sitôt que l'on pose un pied dans l'avion. Les *backpackers*, ces routards qui se déplacent avec leur sac à dos, sont un modèle pour moi. J'en ai beaucoup croisé en Australie. Ils vont où ils veulent, sans contraintes, sans carcans. J'aimerais à mon tour expérimenter cette liberté avant d'entrer une fois pour toutes dans la vie professionnelle.

Comme souvent, le hasard précipite mon destin. Tout se noue un soir de janvier 2018, au cours d'une fête donnée par une amie pour ses trente ans. C'est alors que je rencontre Nicolas, mon futur compagnon de route et de vie. Tandis que l'on parle et se découvre, j'ai le sentiment que s'ouvrent, avec lui, de nouveaux horizons. Il a mon âge, réside à Lyon, travaille dans l'humanitaire, a pas mal bourlingué, notamment en Asie, où il a vécu plusieurs années. Notre relation commence au printemps, et, comme par hasard, elle se place très vite sous les auspices du voyage. Dès le mois de juin, nous nous offrons une petite excursion à deux à Istanbul. Première échappée avant la Norvège, là même où Nicolas me rejoint, en août, alors que je réalise un trail avec des amies, Victoire et Émilie, dans un archipel qui ressemble à un coin de paradis.

L'isolement, le plein air, la nuit sous la tente, « l'état sauvage » alentour : ce séjour boréal, hors des sentiers battus, s'apparente peu ou prou à un test. Un test concluant : c'est ici que nous évoquons, au détour d'une conversation anodine, notre attirance commune pour le continent sud-américain et que nous formulons, pour la première fois, notre désir de l'explorer de part en part avant de devenir parents. Nous sommes bel et bien sur la même longueur d'onde…

Un projet de vie

La décision de partir n'en est que plus facile, d'autant que les planètes s'alignent alors idéalement. Notamment côté travail. Dès le mois de septembre, de retour en France,

**“Nous élancer
ainsi, par-delà
les mers,
les frontières
et les fuseaux
horaires,
nous rapproche
de nous-mêmes.”**

je décide d'en parler à mes collègues. Ma mission pour les laboratoires Sanofi s'achève fin décembre. Si je souhaite, bien évidemment, la mener à son terme, il me faut les prévenir de mon envol prochain. Ma responsable accueille mon projet avec chaleur. « Tu as tellement raison, fonce ! » m'encourage-t-elle aussitôt. De son côté, Nicolas travaille en indépendant, il est plus libre, plus adaptable. Les choses se mettent donc en place sans heurts. Nous nous donnons trois petits mois, simplement, pour préparer ce long périple. En clair, après avoir passé Noël en famille, nous décidons de nous envoler fin janvier. Soit presque un an, jour pour jour, après notre rencontre…

N'allez pas croire qu'il s'agit de partir sur un coup de tête ! Cette traversée de l'Amérique du Sud est un vrai projet de vie. Elle sonne à la fois comme la concrétisation d'un rêve, le résultat d'une lente maturation et la somme de nos expériences. En aucun cas Nicolas et moi ne fuyons quelque chose. Au contraire, nous élancer ainsi, par-delà les mers, les frontières et les fuseaux horaires, nous rapproche de nous-mêmes. Le bon âge, le bon moment, la bonne équipe.

Van-maison

Trois contraintes pèsent sur nos préparatifs néanmoins. L'argent, d'abord : ce voyage est complètement autofinancé. Heureusement, j'ai très bien gagné ma vie lorsque je travaillais pour Sanofi, je possède donc quelques économies. Nico aussi. Notre objectif, une fois sur place ? Dépenser 1 000 à 1 500 euros par mois à deux. Le pari, très raisonnable, sera tenu.

Mes médicaments, ensuite. Le docteur Durupt, mon médecin traitant au CRCM de Lyon, me met en garde : autant le climat en Amérique du Sud ne devrait pas me poser trop de problèmes, autant les soins spécifiques à la mucoviscidose, encore peu développés là-bas, risquent d'être plus aléatoires en cas de pépin. Avant de m'envoler outre-Atlantique, j'entreprends donc une démarche auprès de l'Assurance maladie, en France, afin d'obtenir une dérogation pour pouvoir partir avec six mois de traitement. Étant donné la spécificité des médicaments que je prends – on est loin des remèdes de base tels le Doliprane ou le Spasfon ! –, il est plus simple de les emporter avec moi. Je navigue également, au préalable, sur le site des ambassades de France au Chili et en Argentine, puis les contacte directement, histoire de relever des noms et adresses de médecins sur place. Et de rassurer mes proches…

C'est peu dire que la muco peut être lourde parfois, au sens propre comme au sens figuré ! De fait, le poids global de mes médicaments et aérosols tourne autour de 30 kilos à notre départ. En clair, il nous faudra voyager avec un moyen de transport adapté, au moins pendant la première partie de notre périple, avant de pouvoir envisager de circuler avec nos seuls sacs à dos…

Notre choix s'arrête non pas sur un camping-car ou un 4 x 4, mais sur un van. Précisément un Astro Van, de la marque Chevrolet. Nico le repère sur Internet, via les réseaux sociaux : cette fourgonnette haut de gamme, qui coûte la coquette somme de 10 000 euros, est mise en vente par des Français qui bouclent leur voyage et repartent, en janvier, de Santiago du Chili. Tout semble se goupiller à merveille. Nous prenons soin de les appeler en novembre pour vérifier qu'il ne s'agit pas d'une arnaque. Le couple a l'air honnête. Mieux, il nous explique avec beaucoup d'enthousiasme que ce van est à la fois leur voiture, leur maison et leur bébé. Ils l'ont isolé et aménagé avec soin. Le résultat est là : il passe partout, quel que soit l'état des routes, premier bon point. Et puis l'on peut y manger et dormir, tout est prévu ! Surtout, grâce à son coffre sur le toit et aux nombreuses caisses que j'installerai par la suite à l'intérieur, on y range sans problème nos vêtements, chaussures, bâtons de marche, affaires de camping et, bien sûr, mes médicaments.

Cette bonne affaire est d'autant plus salutaire qu'elle nous impose un point fixe pour notre arrivée. À charge pour nous d'inventer la suite au gré de nos inspirations. De fait, lorsque nous débarquons, le 29 janvier 2019, à Santiago du Chili, ni Nico ni moi ne connaissons la date de notre retour. Dans six mois, dans un an ? *No sabemos !* Comme prévu, ce voyage en forme de traversée est une page blanche que nous souhaitons remplir sans plan initial. Seul objectif, pour l'heure : rejoindre la Patagonie. L'idée est de suivre la route du soleil, un peu comme les explorateurs des temps anciens, le désir de conquête en moins. Se hâter lentement, les yeux grands ouverts : telle sera notre priorité pendant les dix mois à venir…

Zigzags

Difficile de résumer une telle aventure, tant ses zigzags, rencontres, étapes, temps forts et sommets sont nombreux ! Un inventaire des dates et pays-jalons de ce parcours (très) itinérant peut en donner un avant-goût : Chili (du 29 janvier au 14 mars), Argentine (du 14 mars au 2 avril), Uruguay (du 3 au 20 avril), Argentine (du 20 avril au 20 mai), Brésil (une petite excursion les 25 et 26 avril), Bolivie (du 21 mai au 24 juin), Pérou (du 25 juin au 3 août), Équateur (du 4 août au 1er septembre), Colombie (du 2 au 27 septembre), Europe (un aller-retour fin septembre, début octobre pour cause de mariage d'amis à Séville et de visite de contrôle au CRCM à Lyon), Panama (du 6 au 27 octobre), Mexique (du 28 octobre au 29 novembre). Soit, au total, dix mois de tours et détours jour pour jour !

Reste que ce « journal de bord » tourbillonnant ne dit rien du luxe ultime qui consiste à ne jamais être pressé par le temps. Pas plus qu'il ne raconte les steppes immenses de Patagonie, la variété des reliefs de la cordillère des Andes, la biodiversité formidable des forêts tropicales de Colombie, la splendeur déconnectée des îles San Blas, au Panama, la faune impressionnante des îles Galápagos ou l'extraordinaire palette de couleurs de la pointe sud-ouest de la Bolivie, là même où désert de sable blanc et volcans majestueux nous laissent sans voix. Peut-être l'un des plus beaux endroits au monde.

Il ne dit rien, en somme, de la richesse de ce voyage pourtant réduit à l'essentiel – un couple, un van, la nature, le hasard. Une richesse d'autant plus exaltante qu'elle nous permet de faire alterner moments de solitude et barbecues entre amis, pistes rudimentaires et routes bitumées, randonnées sportives et travail à la ferme, passages de frontières et campements prolongés au bord d'une rivière.

Au jour le jour

Trop d'images tuent les images ? Rassurez-vous, le portfolio placé à la fin du chapitre 5, constitué de photos prises par Nico et moi au fil de nos excursions et coups de cœur, est là pour vous aider à visualiser cette explosion de couleurs. Et à vérifier, preuves à l'appui, que je ne fabule ni n'exagère : l'extraordinaire a bien été notre lot quotidien. La description d'une de nos journées types peut vous permettre également de mieux appréhender cette traversée hors du commun…

Le fait est qu'elle se construit jour après jour, et cela grâce à cinq outils bien pratiques. Classiques : une carte de l'Amérique du Sud et le guide *Lonely Planet*. Contemporains : le GPS de notre téléphone (nous conduisons à tour de rôle, Nico et moi), mais aussi Facebook et l'application iOverlander. De l'intérêt non négligeable, en premier lieu, des réseaux sociaux ! Sachez-le : il y a des communautés de Français partout à travers le monde. Rien de tel pour échanger, dans sa propre langue, des adresses de restaurants ici et là, mais aussi se faire aider, en direct, lorsque le capot du van se met à fumer au milieu de nulle part ou lorsque se profile le passage d'une douane. En bref, Facebook nous sort plusieurs fois du pétrin.

“ Même loin de tout, je n’oublie jamais la muco afin, précisément, qu’elle ne se rappelle pas à moi.”

Quant à iOverlander, cette appli est une mine d'or et devient notre meilleure amie. Gratuite, elle répond à toutes nos questions essentielles, photos et commentaires à l'appui. Où s'approvisionner en gaz et en électricité lorsqu'on se déplace en van à travers la pampa ? Où trouver un endroit pour dormir (un campement informel, sauvage de préférence, si possible avec un point d'eau à proximité et à l'abri du vent) ? Telles sont nos préoccupations quotidiennes, basiques. Nos trajets dépendent beaucoup, en effet, des lieux où nous passons la nuit, avec de bonnes ou de moins bonnes surprises sur place d'ailleurs, sachant que nous voulons éviter à tout prix de rouler huit heures de suite.

Autre priorité : la préparation des repas, que l'on cuisine et prend dehors, en se calant sur le rythme du soleil (la nuit tombe tôt, les jours sont courts). Cette tâche incombe à Nicolas. Il vaut mieux être très organisé vu l'espace du van, certes optimisé mais restreint. Et puis cette division du « travail » me laisse du temps, chaque jour, pour souffler dans mon petit spiromètre électronique (afin de mesurer ma capacité respiratoire) et exécuter mes exercices de kiné, ici, sur une pierre à la belle étoile, là, dans l'herbe au bord d'une rivière. Au bas mot, j'effectue quelque 600 séances en plein air pendant ces dix mois de voyage !

Même loin de tout, on le voit, je n'oublie jamais la muco afin, précisément, qu'elle ne se rappelle pas à moi. Une vigilance payante : je ne prends des antibiotiques qu'une seule fois, entre le Pérou et l'Équateur. Un coup de froid dû à la climatisation. Autant dire que le bilan est très positif. D'ailleurs, nous ne nous rendons qu'une seule fois à l'hôpital… et ça n'est même pas pour moi, mais pour Nicolas, qui se blesse à l'œil en Uruguay (heureusement une blessure sans gravité) !

La chance est décidément de notre côté. Pas de gros bobo, pas de grosse panne mécanique non plus. Sans doute notre faculté d'adaptation et notre optimisme inébranlable favorisent-ils cet élan. Une chose est sûre : voyager au jour le jour, sans autre contrainte que de trouver un point d'eau avant la tombée de la nuit, est un merveilleux moyen de redéfinir son rapport au temps, à la vie, à la maladie et aux autres. Surtout aux autres. Nul hasard, dès lors, si « notre » Amérique du Sud s'apparente à un festival de rencontres et de retrouvailles…

Maëlle et Simon

Rendez-vous en terres inconnues : tel pourrait être le titre générique de ces carambolages heureux. Bien sûr, le fait d'être coupés de nos proches, parfois isolés plusieurs jours de suite dans des espaces naturels à perte de vue, donne une intensité supplémentaire aux rencontres éphémères qui jalonnent notre voyage à deux. Les interactions sociales sont toujours les bienvenues, surtout quand on aime, comme moi, créer des liens. De fait, trois de ces relations nouées spontanément, sur place, me marquent durablement. Complémentaires, elles donnent à voir, chacune à sa façon, les différentes facettes de notre épopée conviviale.

Commençons par Maëlle et Simon, chronologie oblige. Nous croisons ce couple de Parisiens en février, donc au début de notre voyage, alors que nous sommes en route pour Ushuaïa, la ville la plus australe du monde. La rencontre se fait sur une aire de stationnement, en amont du petit village d'El Chaltén, le paradis du trekking en Argentine. Même âge que nous, même voiture (même modèle mais d'une couleur différente), même philosophie de vie : nous nous sentons tout de suite en phase. Maëlle et Simon, qui se sont offert un break de six mois, remontent vers le nord tandis que nous descendons vers le sud : dommage ! Avant de nous dire adieu, nous décidons de passer trois jours ensemble. Explorant quelques-uns des nombreux circuits de randonnée alentour – les paysages sont magiques, leur réputation n'est pas usurpée –, puis stationnant côte à côte en fin de journée pour mieux nous réunir au dîner. Ces moments partagés sont courts mais intenses. Suffisamment pour nous donner envie de rester en contact avec eux tout le long de notre périple et encore aujourd'hui, c'est dire !

Max et Sylvie

L'ambiance est plus familiale avec Max et Sylvie, mais tout aussi chaleureuse. Coïncidence formidable : ce couple de Français est originaire du quartier de la Croix-Rousse, à Lyon, là même où nous habitons avec Nico. Des voisins, en quelque sorte, même si nous ne les avions jamais croisés auparavant. Loin, très loin des canuts et de la fameuse « colline qui travaille », nous les rencontrons en Uruguay, au détour d'un barbecue organisé par un couple d'expatriés. Dépaysement garanti ! Max et Sylvie ont atterri il y a une quinzaine d'années dans ce petit pays discret, coincé entre les deux superstars que sont l'Argentine et le Brésil. Ils vivent à San José de Ignacio, un village côtier ravissant, huppé, très prisé, situé à quelque 180 kilomètres de Montevideo, la capitale.

C'est là qu'ils nous accueillent avec leurs enfants, deux jumelles adorables. Max est pilote d'hélicoptère et fourmille de projets, tandis que Sylvie est guide à ses heures perdues : l'un et l'autre sont d'une gentillesse et d'une ouverture d'esprit sans égales. Ils poussent même le sens de l'hospitalité jusqu'à nous donner les clés d'une annexe nichée à côté de leur maison. Nous ne boudons pas notre plaisir : celle-ci est pourvue d'un vrai lit et d'une vraie cuisine ! Ce court séjour nous transporte dans un autre monde, littéralement. La propriété de Max et Sylvie est immense, je la parcours à cheval avec eux, avant de plonger avec délice dans leur piscine. Luxe, calme et volupté. Cette parenthèse m'enchante, mais elle ne saurait durer. La route nous appelle, et avec elle de nouveaux horizons et de nouvelles surprises…

Mathias et Serena

Juste après Max et Sylvie, nous faisons la connaissance de Mathias, Serena et leurs trois enfants, cela grâce à l'application Workaway. Le monde digital est décidément plein de ressources pour les gens qui, comme nous, ont soif de découvertes ! L'idée nous vient d'Alice, une Suissesse croisée en chemin, qui l'utilise fréquemment. Elle joue même les entremetteuses pour nous. De fait, Workaway met en lien des voyageurs qui cherchent un job d'appoint et des hôteliers et/ou des agriculteurs qui cherchent des travailleurs occasionnels pour leur donner un coup de main. Voilà comment nous nous retrouvons, Nico et moi, à Granja La Orientala, une ferme biologique qui pratique la permaculture au nord de Montevideo. Un endroit magnifique qui appartient à Mathias, comédien reconverti en gentleman-farmer, et à Serena, sa compagne. Tous les deux polyglottes, tous les deux très sympathiques.

L'enjeu ici n'est pas de gagner de l'argent, mais d'être nourris et logés en échange de quelques heures de travail dans la journée. Nous restons une semaine, coupant du bois, semant de l'avoine, récoltant des légumes et partageant nos repas avec eux. Une expérience inoubliable. Certes, c'est là que Nico s'abîme l'œil avec des copeaux en construisant un abri pour le bois, nous offrant un petit détour imprévu par l'hôpital de Montevideo (heureusement, nous avions souscrit une assurance) ! Mais c'est là, aussi, que nous fêtons son anniversaire, tous réunis autour d'un grand feu de bois en écoutant Mathias chanter au son de sa guitare. Nul hasard si nous choisissons de nous y attarder plutôt que d'arpenter les éventuels circuits touristiques alentour. La visite d'un musée ou d'une église est sûrement très instructive pour connaître l'histoire d'un pays, mais rien ne vaut de vivre au plus près de ses habitants pour saisir leur présent. Ce que je garde de l'Uruguay, lorsque je ferme les yeux aujourd'hui, ce sont ces visages, ces mains tendues, ces conversations, ces repas.

Si loin, si proches

Attention, cette immersion en profondeur ne nous empêche pas de faire quelques rencontres volatiles par ailleurs ! Lorsque nous descendons vers la Patagonie, nous n'hésitons pas, ainsi, à prendre des *backpackers* en stop. Une pratique très courante sur la Carretera Austral, la route centrale envahie par les pick-up (et les touristes), qui traverse le Chili de part en part. Ces routards sont jeunes souvent, une vingtaine d'années en moyenne, et l'on passe parfois une journée avec eux. Avant de nous séparer gentiment.

À l'opposé de ces moments éphémères, nos retrouvailles avec nos proches, programmées avant notre départ, jalonnent nos chemins de traverse tels les cailloux d'un Petit Poucet qui aurait chaussé des bottes de sept... mille lieues ! Pauline, ma grande amie, nous rejoint ainsi à Buenos Aires en avril (elle en profite pour m'apporter un mois de traitement supplémentaire). La famille de Nicolas nous rend visite, elle, en juillet, au Pérou, tandis que mes parents et mon frère nous retrouvent en Équateur pendant le mois d'août (l'occasion de nous délester d'un certain nombre d'affaires...). Cap sur la Colombie ensuite, avec Fanny, une autre grande amie venue de France (c'est ici que nous revendons notre van et poursuivons notre voyage en bus, tels de véritables *backpackers*). Puis place au Panama, en octobre, l'occasion de passer de bons moments avec Cédric et Gwenaëlle, des amis de Nicolas avec lesquels nous partons sur un voilier. Avant, enfin, d'aborder le mois de novembre avec Victoire et Émilie, à la découverte du Mexique.

Autant de parenthèses enchantées et variées, qui donnent parfois à notre grand saut dans l'inconnu les allures réconfortantes d'une carte du Tendre. Autant de balises qui nous rappellent, surtout, que la qualité d'un voyage se mesure moins au nombre de kilomètres parcourus (près de 50 000 en l'occurrence) qu'au nombre de personnes croisées, rencontrées, retrouvées. Si loin, si proches. À jamais reliées.

Trois galères et un regret

J'ai fait le choix d'être honnête : il m'est donc impossible de boucler ce chapitre central sans évoquer deux galères, plus ou moins dommageables, et un vrai regret. Péripéties inévitables dès lors que l'on voyage au long cours. Péripéties indispensables, aussi, pour qui veut affiner sa philosophie de vie… la mienne étant de ne jamais baisser les bras et d'avancer, vous l'avez compris !

La première de ces mésaventures est classique, voire banale : à deux reprises, notre van ne peut plus avancer. Chaque fois pour des raisons liées aux terrains sur lesquels nous circulons. Nous voilà donc ensablés dans la région de Salta, dans le nord-ouest de l'Argentine… Heureusement, la route n'est pas loin et deux hommes viennent nous prêter main-forte. Mais il nous faut plus d'une heure pour sortir de ce piège minéral. Autre épisode de surplace forcé : sur l'île de Chiloé, dans le sud du Chili, où un crachin continuel transforme peu à peu notre chemin de terre en un tapis de boue. Sans l'intervention d'un voisin et de son tracteur, nous y serions encore, même s'il convient de pondérer cet élan solidaire : l'homme, cette fois, a demandé à être payé.

Rien de grave. L'épisode suivant, en revanche, est plus contrariant. Il déterminera même l'issue de notre voyage sans parvenir, heureusement, à le gâcher. Disons qu'il sonnera le début de la fin… Nous nous trouvons alors au Mexique, dans l'État du Chiapas. Nous sommes en novembre, cela fait près de dix mois que nous circulons le nez au vent, comptant sur notre bon sens, notre débrouillardise et les conseils avisés de voyageurs, amis et locaux, pour slalomer entre les dangers et éviter les ennuis. Nous n'avons pas pour habitude d'être inquiets, nous sommes juste raisonnables. C'est ainsi que nous évitons soigneusement de traverser le Venezuela et le Brésil (la criminalité y est très violente). De même que nous préférons suivre le relief varié de la cordillère des Andes, au Pérou, plutôt que de pénétrer dans la forêt amazonienne. Ce milieu humide et chaud favorise la prolifération bactérienne, fortement déconseillée de toute évidence quand on souffre de mucoviscidose…

Forts de cette prudence concertée, et aussi, il faut le souligner, de l'absence d'incidents majeurs ou de mauvaises rencontres, nous baissons forcément la garde, petit à petit. Raison pour laquelle, sans doute, je me fais voler mon passeport et ma carte bleue dans le Chiapas, lors d'une halte dans une auberge de jeunesse. Comme nous sommes partis faire du VTT toute la journée, je les ai laissés dans mon sac, par commodité. Fatale erreur ! D'autant que je ne m'en rends compte que plus tard, en descendant d'un bus qui nous mène vers le site maya de Palenque. Trop tard. Je fais opposition bien sûr, mais je perds de l'argent. Reste que c'est surtout le vol de mon passeport qui m'attriste…

Je m'explique : même si je peux me déplacer sans papiers à l'intérieur du Mexique – nous continuons d'ailleurs nos pérégrinations jusqu'à l'État du Yucatán –, je dois retourner à Mexico pour faire une demande de passeport provisoire à l'ambassade. Un détour obligatoire si je veux pouvoir rentrer en France, donc salutaire. Mais cela ne m'empêche pas d'être déçue : en perdant mon passeport originel, je perds tous les tampons des passages de frontières qui ont marqué notre traversée. Cela peut paraître dérisoire, mais j'y tenais énormément. Faisant office à la fois de souvenirs et de sésames d'une expédition que je ne referai probablement pas, ils sont perdus à jamais.

Partir quand même

En tout cas, ces tribulations précipitent notre retour et réveillent en moi le seul regret de ce périple riche d'apprentissages : après le Mexique, j'aurais bien aimé découvrir Cuba. La distance qui sépare Mexico de La Havane n'est pourtant que de 1783 kilomètres ! Mais Nicolas, qui manifeste depuis quelque temps déjà une certaine lassitude, a envie de rentrer. Les circonstances s'y prêtent, je le comprends. Et puis, c'est une question de tempérament. Il vit moins dans l'instant présent que moi, a constamment besoin de se projeter, de donner un sens à ses actes et à ses choix. Au bout de dix mois de tours et détours incessants, l'ennui s'est substitué à l'émerveillement : il s'est peu à peu senti inutile. Le doute s'est insinué en lui, d'autant plus qu'il a reçu plusieurs propositions de travail en cours de route. Qu'il a dû décliner. Forcément. Alors que moi, toujours en quête d'expériences, je me suis parfaitement adaptée à ce tourbillon de pays et de rencontres, surtout qu'il semble sans limites. Sans fin. J'aurais pu continuer jusqu'en Alaska !

Notre traversée latino-américaine s'achève donc à l'aéroport de Cancún. Ville lumière, peuplée d'hôtels et de clubs, aux antipodes de notre aventure. Mais ville péninsulaire : bordée par la mer des Caraïbes, elle donne plus que jamais envie d'ailleurs. Partir quand même ? Oui, mais pour mieux repartir plus tard, un jour, puisque je sais, désormais, que la mucoviscidose ne m'empêchera ni d'avaler les kilomètres ni de croquer la vie à pleines dents.

“Partir quand même? Oui, mais pour mieux repartir plus tard, un jour, ailleurs...”

LES GRANDS TÉMOINS : MON COMPAGNON (DE ROUTE ET DE VIE)

NICOLAS DEPOORTER

Cette traversée de l'Amérique du Sud est indissociable de Nicolas, mon compagnon de route et de vie. Grand voyageur et grand sportif lui-même, il a su être un partenaire stimulant, attentif, très complémentaire, pendant ces dix mois d'aventure. Toujours soucieux de donner du sens à ses actes, c'est lui qui a eu l'idée de partager les photos de notre périple et la vidéo de notre ascension en Bolivie sur les réseaux sociaux. Lui qui m'a fait comprendre que mon parcours pouvait être une source d'espoir pour beaucoup de gens. Lui qui est à l'origine de la création de notre association Muco sans frontières. Impossible de clore ce chapitre sur ce voyage à deux sans faire entendre sa version…

Fiona

« Partir en voyage avec Fiona, c'est la retrouver telle qu'elle est dans la vie de tous les jours. Très facile à vivre, toujours curieuse, aussi bien de visiter une ville que de découvrir un paysage. Sa logique est simple : faire le plus de choses possible ! Sa seule limite : elle est incapable de dire "je rentre" ! Concrètement, elle ne dit jamais "non" et s'adapte à tout. Je ne l'ai jamais entendue se plaindre. De mon côté, je me pose plus de questions. Déjà parce que j'ai besoin de mettre du sens dans ce que je fais. Je vis moins dans l'instant présent qu'elle. Et puis, j'ai un esprit critique bien plus affirmé. L'avantage ? Cela me permet de lui rappeler, parfois, que les gens ne sont pas tous bienveillants. Car elle est un peu dans son monde, Fiona. Son monde merveilleux… Je me souviens d'une nuit, à Mexico, à la fin de notre voyage, alors que nous n'avions plus de van. La ville était en fête – elle célébrait le fameux Jour des morts – et le seul logement que nous avions pu trouver était un hôtel de passe dans un quartier malfamé. Un hôtel louche dans lequel Fiona pensait très sincèrement que l'on pouvait rester. Il a fallu lui expliquer que non… »

La maladie

« C'est incroyable qu'on ait pu passer dix mois sur la route sans cure d'antibiotiques, ou presque ! Je pensais vraiment, au départ,

qu'il y aurait des problèmes et, finalement, c'est moi qui suis allé à l'hôpital en Uruguay ! Au bout du compte, la maladie de Fiona n'a pas tellement été une contrainte pour nous, du moins pendant la partie où nous roulions en van. Elle pouvait faire ses soins où elle voulait. Sans se gêner. De fait, elle a besoin de cracher pendant ses séances de kiné, cela fait du bruit et peut être assez impressionnant pour qui ne connaît pas. En revanche, pour elle comme pour moi, c'était la routine : elle en train de faire son aérosol, et moi en train de cuisiner. Matin et soir. Cette organisation a structuré nos journées sans jamais être un frein. D'ailleurs, de manière générale, le fait qu'elle soit atteinte de muco n'a jamais été un frein pour quoi que ce soit. Elle peut faire du sport, voir des amis, travailler, voyager… Je sais qu'elle est malade, mais je ne la considère pas comme telle et elle non plus. Elle a toujours voulu être traitée comme une personne normale. Elle ne veut surtout pas être renvoyée à sa maladie. »

La vidéo

« L'idée d'un film m'est venue pendant notre ascension du Huayna Potosi, un sommet culminant à plus de 6 000 mètres, en Bolivie. Tout cela était improvisé, même si je tiens à préciser que Fiona et moi ne débarquions pas non plus comme des touristes ! L'un et l'autre, nous sommes des mordus de montagne, depuis longtemps. Des sportifs expérimentés. Mais cela reste un exploit

malgré tout. Un exploit sportif et mental… Bref, une fois dans la montée, j'ai tout de suite vu le potentiel de cette séquence. Il était clair que l'on pouvait envoyer un message au grand public à travers elle. Raison pour laquelle j'ai partagé cette vidéo sur Facebook. J'ai travaillé avec Yann Arthus-Bertrand : je sais que l'image est un moyen formidable pour toucher les gens, pour les faire se questionner sur eux, sur la vie. La preuve : à la suite de cette diffusion en ligne, on a reçu une avalanche de messages de parents ayant des enfants atteints de muco. Des messages hyper touchants. »

L'espoir

« L'idée principale, du film puis de notre association, Muco sans frontières, est d'abord et avant tout de donner de l'espoir. Pas question de lever des fonds ni d'entrer en concurrence avec d'autres grosses associations qui le font déjà très bien ! Nous, ce que l'on souhaite, c'est montrer qu'il y a mille façons d'être atteint de la muco. Et créer une émulation. Par exemple en organisant des trails, ou une ascension du mont Blanc, en juin 2021, avec quatre ou cinq autres malades atteints de muco… en état de le faire, bien sûr. Car il faut rester mesuré. Fiona peut être une source d'inspiration pour d'autres, je n'en doute pas un instant, mais en aucun cas elle ne se pose en modèle ni ne veut donner de leçon à quiconque. Elle n'est pas un gourou ! »

Chapitre 05

L'ASCENSION

Cinquième halte, cinquième arrêt sur image, cinquième sommet. L'avant-dernier de ce récit ascensionnel et le plus sportif. Après cinq mois de route, ma traversée sud-américaine prend de la hauteur en Bolivie. Gonflée à bloc, j'arrive d'un pas léger à La Paz, la capitale la plus élevée au monde. Les yeux rivés alentour sur les montagnes de la cordillère Royale, je décide de gravir le Huayna Potosi, colosse des Andes culminant à 6 088 mètres d'altitude, accompagnée de Nicolas et d'un guide expérimenté. Ces trois jours à couper le souffle me prouvent, une fois pour toutes, qu'il est possible de s'embarquer dans des projets extraordinaires, même lorsqu'on est atteint, comme moi, d'une maladie chronique…

Au débotté

La Bolivie est un petit pays enclavé, très pauvre, cerné au nord par le Brésil et le Pérou, au sud par l'Argentine. Précisément, nous arrivons par cette partie méridionale, en provenance de la belle région de Salta, fin mai 2019. Après avoir traversé le spectaculaire salar d'Uyuni, autrement dénommé « le désert de sel », et découvert la diversité des paysages boliviens, où alternent jungle et montagnes, nous voilà peu ou prou acclimatés. Lorsque nous arrivons, courant juin, à La Paz, nous sommes littéralement transportés par la hauteur des massifs alentour (la ville culmine à 4 000 mètres, nos globules rouges s'en donnent à cœur joie). Bordée par la cordillère des Andes, La Paz se transforme presque en rampe de lancement pour nous, alors que cela n'était pas prévu au départ. L'occasion fait l'ascension, en quelque sorte ! Sur place, nous retrouvons deux couples franco-anglais que nous avions croisés en chemin, et, parmi eux, Tim, très sportif, comme Nicolas et moi. 2 + 1 = 3 grimpeurs motivés. Nous décidons de partir avec lui à la conquête du Huayna Potosi, l'une des destinations les plus populaires du pays pour les randonneurs et les alpinistes, et l'un des plus beaux sommets de Bolivie, avec sa crête blanche et glacée.

Située à vingt-cinq kilomètres de La Paz, cette haute montagne ne requiert pas, a priori, de grandes compétences techniques pour qui veut la gravir, même si elle culmine à

6 088 mètres. Juste une excellente condition physique et un goût prononcé pour l'effort. C'est notre cas : nous avons donc bien envie d'essayer. Pas question, pour autant, de partir sans être encadrés. En quête de guides professionnels, nous débouchons dans une rue fourmillant d'agences touristiques, toutes dédiées aux excursions andines. Un vrai business local. Après nous être renseignés sur Internet, et avoir fait jouer le bouche-à-oreille, nous optons pour l'une d'entre elles, qui propose une excursion de trois jours et deux nuits pour un budget de moins de 300 euros par personne (hébergement, repas, équipements de sécurité et guides compris). Marché conclu !

Petite surprise, quand même : aucune question ne nous est posée sur notre état de santé. Pas de questionnaire médical avant le départ, juste une banale feuille de papier A4 à signer, stipulant, en gros, que nous partons « à nos risques et périls ». En clair, l'agence se décharge de toute responsabilité. Soit. Nous signons après qu'ils ont pris nos mesures pour nous fournir surpantalons, pantalons, sous-pantalons, chaussures, polaires et casques. Auxquels se rajoutent crampons, harnais et piolets, indispensables pour se déplacer sur la neige et la glace. Petit « bonus » personnel : j'annexe à ce chargement conséquent l'équivalent de trois jours de médicaments, que Nicolas portera tout le long dans son sac à dos, merci à lui.

En route, joyeuse troupe ! Nico, Tim et moi rejoignons bientôt un groupe d'une quinzaine d'alpinistes amateurs, d'origines diverses (belge, scandinave, israélienne), mais arborant tous une silhouette de trentenaire affûté. Et pour cause : notre balade va être musclée. Très.

Étape initiatique

Heureusement, elle se déroule par paliers. Ainsi, le départ de La Paz se fait en fourgonnette, qui nous transporte tous, en bloc, jusqu'à un arrêt à l'extérieur de la ville, où des voitures nous prennent en charge par petites grappes, afin d'accéder plus facilement au premier campement. Alias le *Base Camp*. Située à 4 800 mètres – l'équivalent du mont Blanc –, cette étape me permet de réaliser que je tiens le choc, même lorsque l'oxygène se raréfie. Une excellente nouvelle.

C'est une première pour moi, puisque je n'avais jamais dépassé les 3 800 mètres d'altitude jusqu'alors. Je me retrouve donc projetée dans l'inconnu, avec tout ce que cela implique d'excitation et d'appréhension mêlées. Bien sûr, je suis un peu essoufflée, mais pas plus que les autres. Comme je suis une compétitrice dans l'âme, j'ai très envie d'y arriver. La suite des événements prouve que j'ai raison de m'accrocher : cette première journée tient lieu, en effet, d'initiation à l'escalade sur un mur de glace…

Le site où nous nous exerçons se situe à une heure de marche de notre refuge. Très exactement au pied de la montagne que nous sommes censés gravir, deux jours après. Une forme de repérage, mais surtout de mise en condition et d'acclimatation. En ce qui me concerne, tout va bien : je trouve mon rythme lors de notre randonnée d'approche. Une fois sur place, j'apprends avec bonheur à évoluer en cordée sur un glacier. Également à tenir deux piolets pour monter sur un mur de 15 mètres, puis à descendre en rappel, avant de remonter à nouveau. Une expérience fabuleuse, même si elle est épuisante : elle met nos bras à rude épreuve !

De retour au camp de base – un refuge en pierres avec toilettes à l'extérieur –, nous oscillons tous entre grandes espérances et petite inquiétude. Le soir, dans la salle commune, nous ne parlons que de cela. Les yeux brillent, les cœurs s'accélèrent. Comme dopés par ce mélange paradoxal de doutes et de joie.

High Camp

Les choses se précisent dès le deuxième jour. Notre horizon aussi. L'objectif, cette fois, est de rejoindre le camp n° 2, autrement dénommé *High Camp* (le camp avancé, en français). Tout un programme : il est situé à 5 300 mètres d'altitude, et il nous faut bien trois heures de marche, entre roches et crevasses, pour y accéder. Pas vraiment une promenade de santé !

Nous partons en fin de matinée avec nos sacs à dos lourdement lestés de notre attirail d'alpiniste. *Lento pero seguro* – lentement, mais sûrement –, comme nous le recommandent, à intervalles réguliers, nos guides expérimentés, qui mâchent des feuilles de coca en permanence. Nous-mêmes buvons le fameux maté, boisson très populaire en Amérique du Sud, tandis que nous avançons. Cette infusion traditionnelle possède de multiples bienfaits, dont celui de réduire le mal de montagne.

Nicolas et moi avons la chance de ne déclarer aucun symptôme (énormes maux de tête et/ou diarrhées). Un avantage certain lorsqu'il faut venir à bout de 500 mètres de dénivelé, surtout à une telle altitude ! Entre la raréfaction de l'oxygène, la difficulté de la montée et l'effort continu, force est de reconnaître que je suis essoufflée. Un peu, beaucoup. Arriver au *High Camp* est donc déjà un début

“Entre la raréfaction de l'oxygène, la difficulté de la montée et l'effort continu, force est de reconnaître que je suis essoufflée. Un peu, beaucoup.”

de victoire pour moi. Avec une récompense à la clé : d'ici, la vue est imprenable sur le sommet du Huayna Potosi, qui nous domine dans toute sa blancheur immaculée. Je l'observe, ravie, m'accordant une pause transie face à lui. D'autant plus méritée que nous devons nous coucher très tôt, le départ pour l'ascension proprement dite étant fixé… à minuit.

Après avoir bien mangé, bu beaucoup de maté, et effectué comme il se doit mes exercices de kiné avec mon aérosol – sans doute les plus hauts jamais réalisés de ma vie ! –, me voilà « sommée » de me coucher à 18 h 30 dans un dortoir rudimentaire. À la guerre comme à la guerre ! Je sombre tout de suite, mais me réveille peu de temps après dans un état vaseux. J'ai froid, j'ai l'impression que ma tête, prise dans un étau, est sur le point d'éclater (la pression remonte lorsqu'on s'allonge, tous les montagnards le savent) et j'ai le ventre brassé. Je prends un Doliprane et n'en parle à personne.

Dès le départ, j'ai souhaité être traitée comme tout le monde. Je veux réussir sans faveur ni privilège. J'y tiens. Je n'ai d'ailleurs rien dit à Mario, notre guide peu loquace et d'abord assez austère. J'aurais peut-être dû, ne serait-ce que pour négocier un départ avant le groupe, une heure plus tôt, et donc adapter cette ascension à mon rythme et à mon état de santé. Je me refuse, aujourd'hui, à avoir des regrets.

À couper le souffle

Il fait nuit lorsque nous démarrons notre ascension, à l'aube du troisième jour, intégrés dans un groupe de six, dûment casqués et harnachés. J'ai à peine dormi deux heures. Heureusement, une fois debout, mon mal de ventre s'est dissipé, mais le rythme de notre marche est soutenu pendant les deux cents premiers mètres de dénivelé. Nos lampes frontales balaient l'étroit chemin de neige glacée, plongé dans l'obscurité, sur lequel nous avançons péniblement. Dérapant à tour de rôle. Impossible de ralentir : dès que l'un d'entre nous lève le pied, le reste du groupe est obligé de l'attendre. Hors de question que je freine la progression ! Résultat : je suis vidée lorsque j'arrive au bas du glacier, aux alentours de 2 heures du matin. Mais c'est aussi le moment où chacun pourra grimper à son rythme, crampons aux pieds. À partir de maintenant, chaque cordée de trois est désolidarisée des autres.

La mienne est constituée de notre guide, en tête, de Nicolas, en voiture-balai, et de ma pomme, au milieu. *Vamos !* La corde se tend souvent entre Mario et moi. Vite, pas de temps à perdre, nous dit-il : il faut impérativement se retrouver là-haut vers 7 heures, avant que le soleil ne se mette à briller et que la neige ne perde de sa densité, accentuant alors le risque d'une chute de pierres. Pour l'heure, la nuit nous enveloppe de sa froideur verticale. Un pas, une respiration.

J'adopte ce rythme comme une formule magique, une exhortation. L'effort, intense, me donne chaud, très chaud, alors que la température est glaciale. Cette ascension n'est que montée et n'en finit plus : je ressens le manque d'oxygène à chaque pas. Je ne tousse pas, l'air est très sec, mais je suis incapable d'avancer plus vite. Bientôt, Mario, Nico et moi nous retrouvons en queue de peloton. Lorsque je lève les yeux, j'entraperçois le reste du groupe tel un ruban de frontales scintillant, au loin, dans la pénombre gelée. De plus en plus loin, je le vois bien. L'image est saisissante, mais je n'ai guère le temps de m'y attarder. Je reste concentrée.

Lorsqu'enfin se profile un faux plat, je suis à bout de souffle. Mario n'a pas de bouteille d'oxygène. Nico s'inquiète : il faut que cela reste un plaisir, me rappelle-t-il. Pas une torture. Il veut arrêter, moi pas. Le Huayna Potosi me nargue sous la lune pâle. Encore un petit mur de glace à franchir, encore cent mètres de dénivelé… Je suis si près ! C'est alors que l'on croise un couple de Français. C'est alors que tout bascule…

Le jour se lève

Ils sont coincés tous les deux sur ce faux plat depuis une heure déjà. Elle, en proie à un mal de montagne atroce. Lui, attendant qu'elle aille un peu mieux, partagé entre le désir de poursuivre son ascension et celui de la raccompagner au *High Camp*. Ce couple, son dilemme, sa souffrance, font écho au nôtre. Je le vois comme un signe et le vis comme un déclic.

Je m'écarte alors un peu du groupe et discute, en aparté, avec Nico. La décision est prise rapidement, de concert, même si elle me vrille le corps et l'âme : « OK, d'accord, on se sépare ici. C'est plus raisonnable. Je redescends avec elle et leur guide tandis que toi, tu poursuis l'ascension avec son copain et Mario. » La frustration est grande pour moi, je ne le cache pas. Je suis déçue : parvenir à quelque 5 900 mètres d'altitude, si près du but, et devoir renoncer. Même l'impassible Mario, qui m'a vue m'obstiner et lutter pas à pas, pied à pied, est surpris.

Je sais, au fond de moi, que j'aurais pu y arriver si j'avais disposé de plus de temps. Mais le jour se lève bientôt et je suis épuisée. Je m'en aperçois en redescendant, même si je trouve les ressources nécessaires, malgré tout, pour soutenir ma nouvelle compagne, beaucoup plus mal en point que moi. En revanche, je m'écroule lorsque j'arrive au *High Camp*. À peine ai-je le temps de m'allonger que je m'endors. En une fraction de seconde.

“Oui, ces trois jours forment un sommet dans leur ensemble. Ils viennent de me prouver qu'il est possible, même en partant avec un handicap, de mener à bien des projets extraordinaires.”

Lorsque je rouvre les yeux, deux heures après, il doit être 9 heures, et le groupe vient juste de rentrer. Ils ont tous atteint le sommet, même Tim, notre copain anglais, qui a été très malade, mais n'a rien voulu lâcher. Je les regarde : ils sont exténués. Je n'ai jamais vu Nico dans un tel état ! Pourtant, il rayonne par-delà son intense fatigue. Parvenu tout en haut, il s'est fait prendre en photo avec le tee-shirt de l'association Vaincre la mucoviscidose. Il s'est également filmé, au même endroit, pour mieux lancer un message très touchant qu'il me fait écouter. « Alors, voilà, je l'ai fait pour Fiona et pour toutes les personnes qui ont cette putain de maladie. Pour qu'un jour tout le monde puisse arriver au sommet ! » explique-t-il avec un grand sourire, face au soleil et à la caméra, entre deux rafales de vent.

Je suis émue : à travers ce message d'amour, si généreux, il me dit aussi que je ne l'ai pas quitté. J'étais là, en pensée, autrement, mais jusqu'au bout. Sa victoire est la mienne. La nôtre. Je n'ai peut-être pas foulé le sommet du Huayna Potosi, mais je sais que je viens de vivre un moment exceptionnel. Un exploit sportif d'abord, tant il est vrai que nombre de randonneurs, même en pleine forme, auraient eu du mal à grimper jusqu'à 5 900 mètres. Un apogée personnel, ensuite. Oui, ces trois jours forment un sommet dans leur ensemble. Ils viennent de me prouver qu'il est possible, même en partant avec un handicap, de mener à bien des projets extraordinaires. Avec un mental d'acier, c'est sûr, et un entraînement adapté. Mais tout de même, c'est bien l'espoir que j'ai trouvé au bout de cette ascension. L'espoir pour nous toutes et tous, atteints d'une maladie chronique. Ma plus grande réussite.

Toucher le ciel

Me voilà rassérénée. Ma petite sieste joue également beaucoup sur le moral : grâce à elle, j'ai retrouvé mon souffle. Ouf ! Après un bon déjeuner, je redescends sans effort avec les autres jusqu'au premier campement. À nouveau dans le groupe, à nouveau dans le rythme. L'élan collectif est tel que nous rejoignons La Paz sans encombre dans l'après-midi, avec pour seul objectif de... prendre une douche chaude à l'hôtel (l'eau glacée du refuge et ses toilettes à l'extérieur sont loin derrière nous !).

Un repas puis une bonne sieste de trois heures dans la foulée achèvent de nous revigorer, Nicolas et moi. Dès le lendemain, alors que nous retrouvons Élisabeth, une touriste belge avec laquelle nous avons bien sympathisé pendant ce trek, nous envisageons déjà de rebondir ensemble sur un autre projet. Histoire de ne pas subir le contrecoup de ces trois jours exaltants en haute montagne. Histoire, en somme, de gentiment décompenser...

Rien de tel qu'un « petit » trail de quinze kilomètres, toujours en Bolivie, toujours en montagne (entre 3 800 et 4 600 mètres d'altitude cette fois), pour « redescendre » sereinement ! Dix jours après notre ascension du Huyana Potosi, nous voilà donc lancés tous les trois dans la Skyrace Illimani, une course très exigeante en forme de boucle, au pied du volcan le plus élevé du pays. Décidément, les cimes nous appellent, et le goût de l'endurance tout autant !

Nous sommes une cinquantaine de fondus au départ, en immersion totale dans cette nature abrupte et sauvage. Je termine dans le peloton de fin tandis que Nico réalise le 11e temps, mais je suis heureuse : mon objectif était simplement de terminer la course. Un enjeu de taille, évidemment, après l'épisode du Huayna Potosi. Le défi – difficile – est relevé cette fois, et la boucle bouclée. À tout point de vue. Un sentiment de plénitude m'envahit alors. Le *skyrunning*, puisque tel est le nom de ce sport extrême de haute montagne, me permet non seulement de courir vers le ciel mais de le toucher. Je ne le sais pas encore, mais j'aurai envie, très bientôt, de partager cette sensation d'élévation et de dépassement. Non plus en Bolivie, mais en France et avec d'autres muco…

LES GRANDS TÉMOINS : MON ÉQUIPIER

GILLES DESBOIS

Gilles est kinésithérapeute depuis vingt-six ans. Sportif lui-même, il exerce dans un cabinet lyonnais spécialisé dans la prise en charge des pathologies respiratoires, dont la mucoviscidose. Un investissement de tous les instants et une démarche encore rare dans ce métier. Toujours à l'affût des nouvelles techniques et totalement dévoué à son métier, il est devenu « mon » kiné il y a trois ans. Grâce à lui, j'ai pu partir avec un petit spiromètre portable en Amérique du Sud. Voyage qu'il a suivi au plus près sur ma story Instagram…

La mucoviscidose

« Soyons honnêtes : la muco est une pathologie qui n'intéresse pas beaucoup de kinés. C'est une maladie chronique, il faut suivre les patients tous les jours, même le dimanche… Les malades ont parfois du mal à trouver des soins. Pourtant, tous les professionnels ont suivi des cours de kiné respiratoire pendant leur

formation initiale. Mais seuls 5 à 6 % des étudiants s'y intéressent vraiment. Moi-même, au départ, je voulais me spécialiser dans la kiné du sport. J'avais été stagiaire à l'OL, ceci expliquant cela ! Et puis, au cours de ma 2e année, j'ai fait un stage dans un centre spécialisé dans les problèmes respiratoires, sur la presqu'île de Gien. C'est là que j'ai eu le déclic et l'envie d'approfondir le sujet. Finalement, j'ai consacré mon mémoire de fin d'études à une patiente atteinte de la muco. Elle avait dix-huit ans et, à l'époque, en 1993-1994, elle faisait partie des malades les plus âgés. Depuis, cela a beaucoup évolué, fort heureusement. Grâce aux progrès des soins et de la prise en charge. Mais le fait est que j'ai éprouvé d'emblée un intérêt pour cette pathologie. Une sorte d'empathie. Aujourd'hui, plus de trente ans après, je suis toujours très investi. Nous sommes cinq dans mon cabinet, tous dédiés à la kiné respiratoire, mais aucun de mes associés n'a cette fibre par rapport à la muco. »

Fiona

« C'est un rayon de soleil, Fiona ! À chaque séance, elle arrive avec la banane, qu'il pleuve, qu'il vente, qu'il neige. Elle est toujours très positive, intelligente, exigeante aussi. Elle ne vient pas pour rien. Avec elle, il faut bosser. D'ailleurs, même pendant le premier confinement, elle était là chaque soir. Au départ, elle était la patiente d'une de mes anciennes assistantes.

Je l'ai reprise avec plaisir. Elle est tellement motivée, tellement enthousiaste : c'est avec elle, ainsi, que j'ai étrenné le Simeox, une nouvelle technique de drainage bronchique instrumental. D'ailleurs toujours en cours d'évaluation. L'idée, bien sûr, reste de libérer les bronches du mucus épais et visqueux qui ne peut être évacué naturellement. Mais ce dispositif médical permet une approche plus globale du drainage. Et moins épuisante. Dès que le commercial est passé à mon cabinet et m'a laissé un appareil, Fiona s'est portée candidate pour le tester. Une vraie machine de guerre ! Du coup, je me suis formé et j'ai demandé à garder l'engin. Il faut reconnaître, aujourd'hui, que le bénéfice est indéniable. Le ressenti est très positif, aussi bien pour Fiona que pour les autres patients qui l'ont suivie depuis. »

Le voyage

« Lorsqu'elle a commencé à me parler de son idée de découvrir l'Amérique du Sud avec Nicolas, j'ai trouvé son projet bien pensé et bien construit. Au départ, il était question qu'elle parte six mois et fasse un aller-retour au milieu pour faire un point avec le docteur Durupt. Finalement, elle est partie plus longtemps, mais le contrat a été respecté ! Car, au-delà de l'idée, formidable, ce qui m'importait, c'était qu'elle revienne en forme. Raison pour laquelle, notamment, je lui ai fourni un spiromètre portable, afin qu'elle puisse mesurer régulièrement son VEMS (Volume expiratoire

maximal par seconde), donc évaluer sa capacité respiratoire. Une fois sur place, elle m'envoyait des photos du petit appareil et de ses résultats. Le fil n'a donc jamais été vraiment rompu, même si on ne communiquait pas plus que cela. Mais je suivais sa story Instagram, cela me permettait de vérifier que tout allait bien. Dans le même temps, j'avais également transmis ses liens, Instagram et Facebook, à bon nombre de mes patients, eux aussi atteints de mucoviscidose. Ce qui est fou, c'est qu'en la voyant faire tous ces trails et cette ascension, la plupart d'entre eux ont considéré qu'elle ne pouvait être atteinte que d'une forme très légère de la muco ! Il a fallu que Fiona poste une photo d'elle sur place, avec l'ensemble de ses médicaments et de ses aérosols, pour qu'ils acceptent l'idée qu'elle est vraiment malade. Aujourd'hui encore, je pense qu'ils continuent de la considérer comme une extraterrestre ! Un être hors norme, dans le sillon de Grégory Lemarchal. Une façon sans doute pour eux de se protéger… Tous n'ont pas son courage ni sa forme physique, il est vrai. »

“Se hâter lentement, les yeux grands ouverts : telle sera notre priorité pendant les dix mois à venir…”

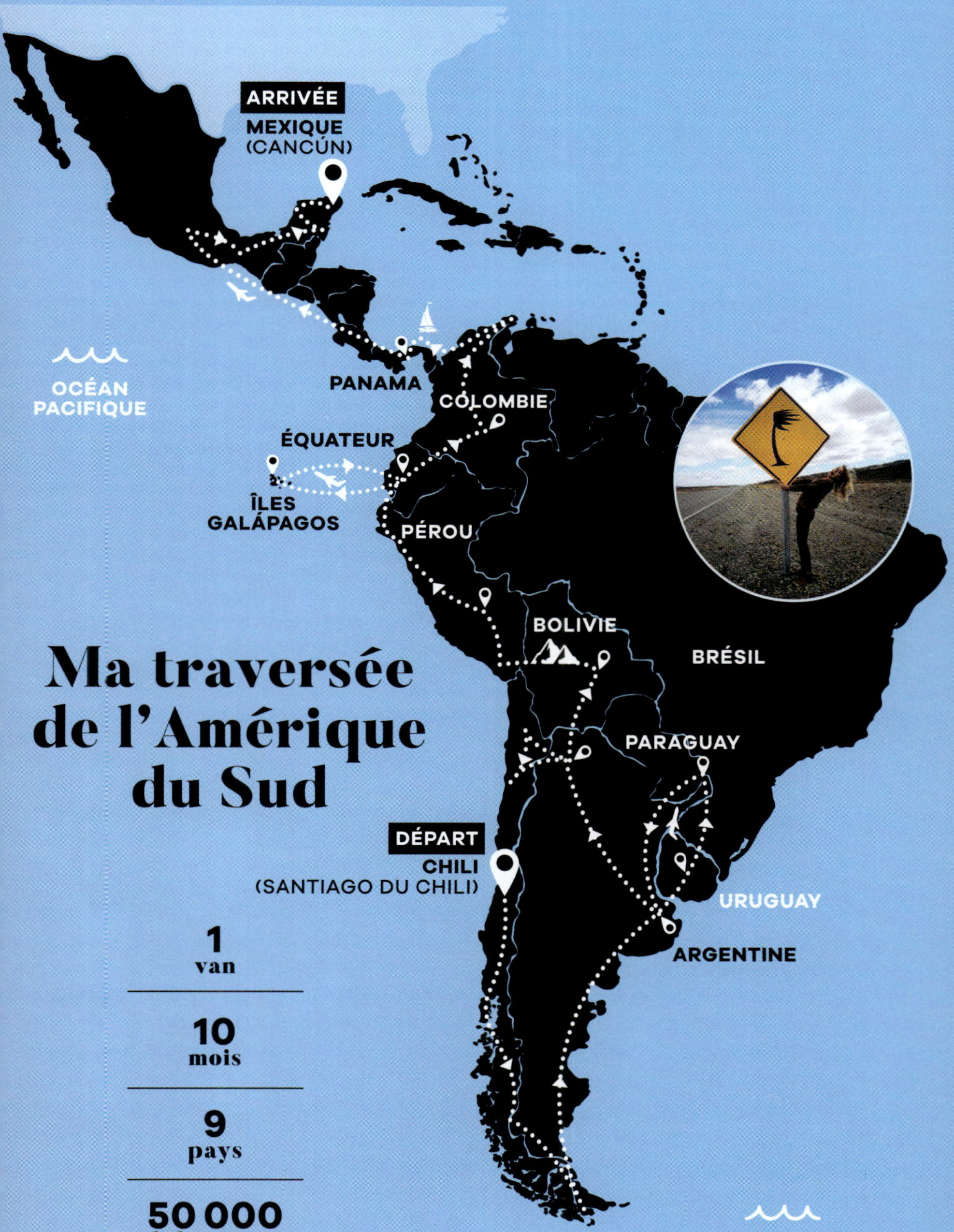

Ma traversée de l'Amérique du Sud

1
van

10
mois

9
pays

50 000
kilomètres

0 à 6 000
mètres d'altitude

Équipement

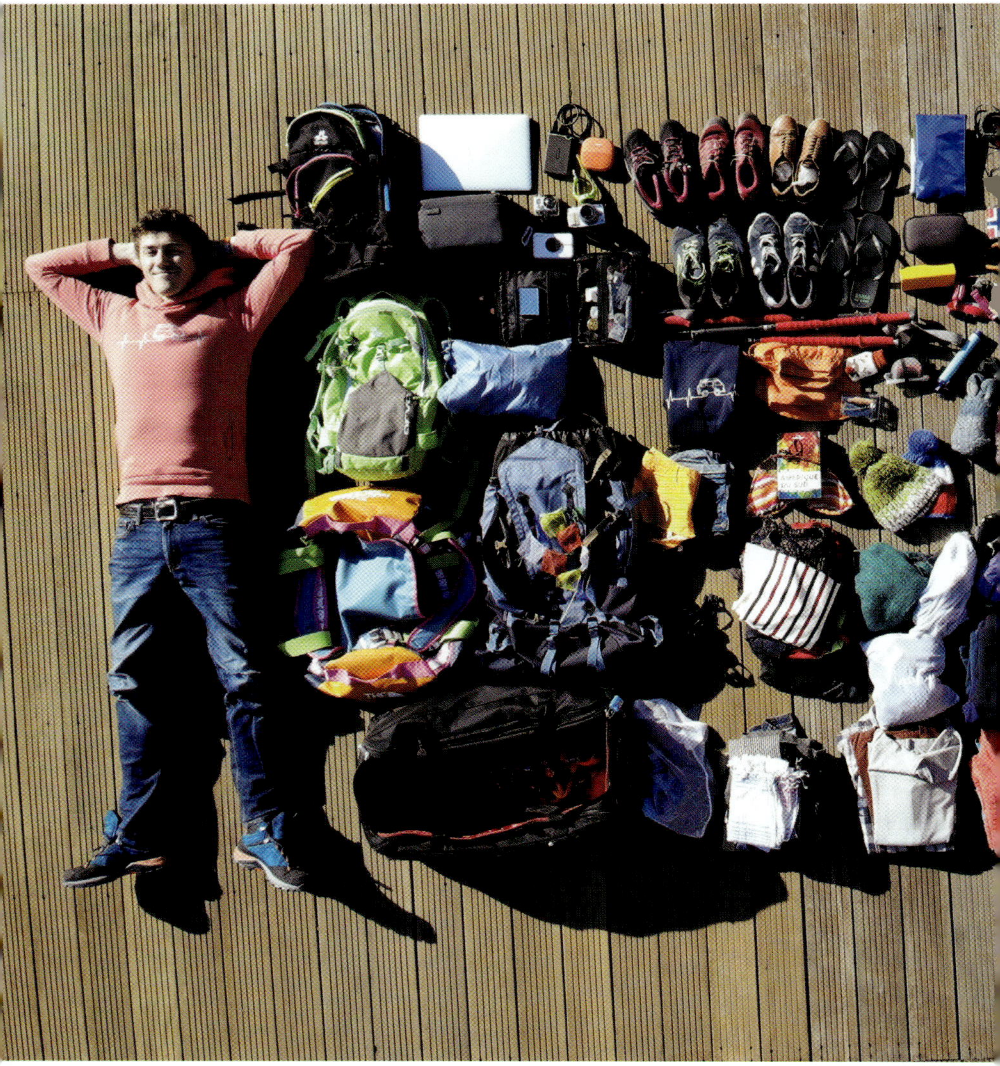

Notre vie dans un carré.

+ de 30 kg
de médicaments transportés

+ de 600
séances de kinésithérapie
respiratoire réalisées

1
cure d'antibiotiques

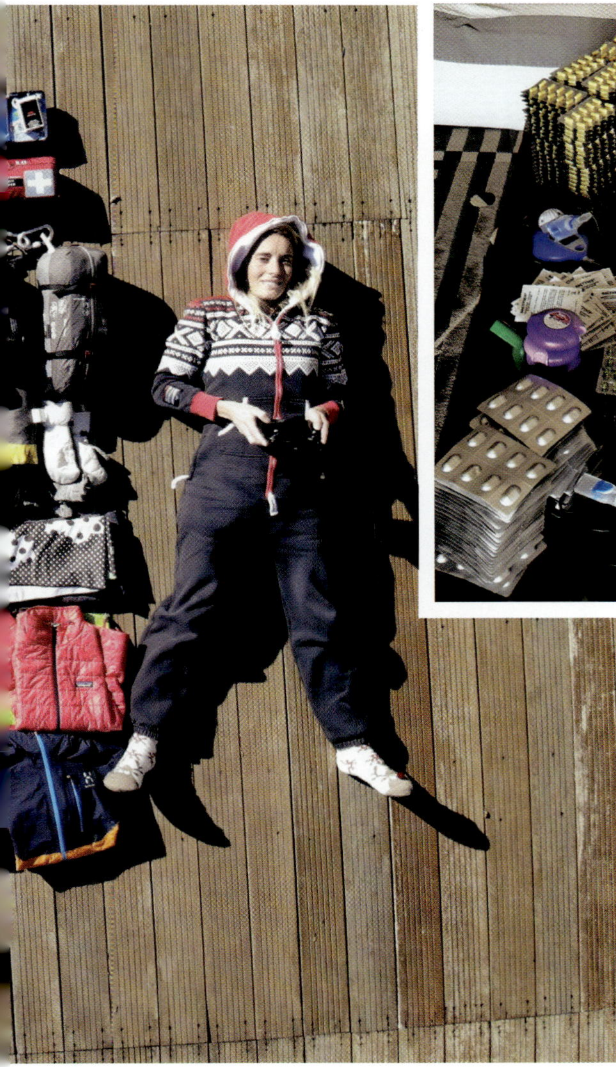

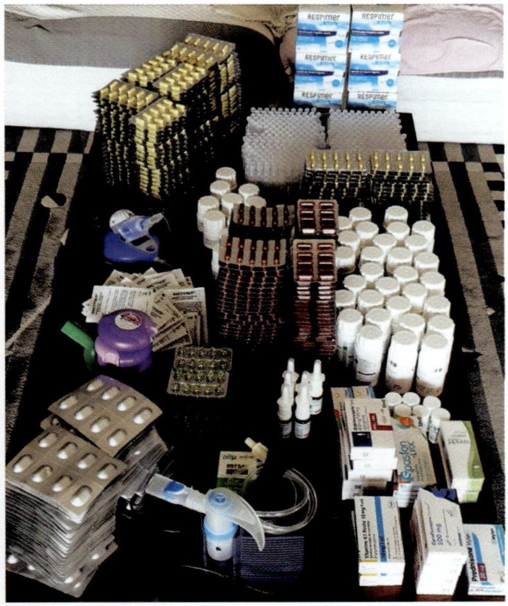

Le stock du départ.

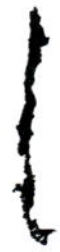

Chili

29 janvier - 14 mars

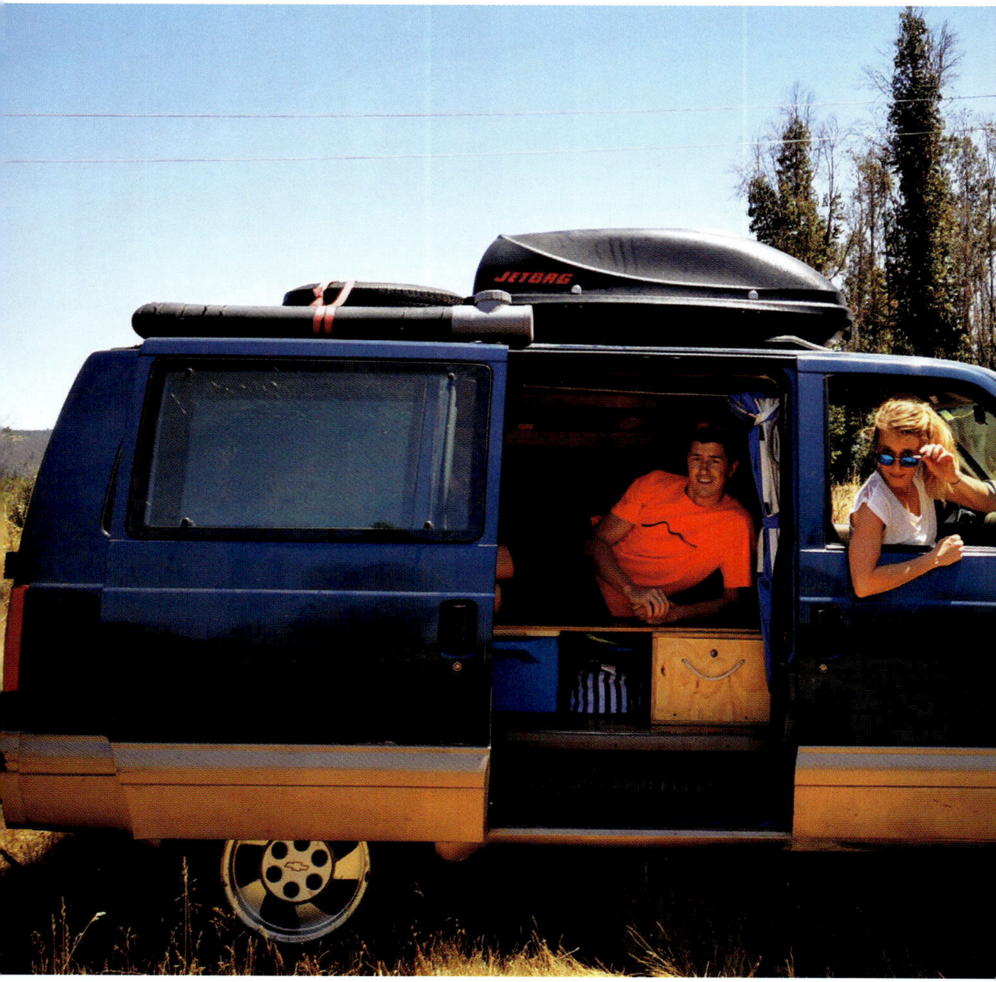

En route pour l'aventure à bord de notre palace de 5 m².

Le parc national Torres del Paine (Patagonie), classé réserve de biosphère par l'UNESCO.

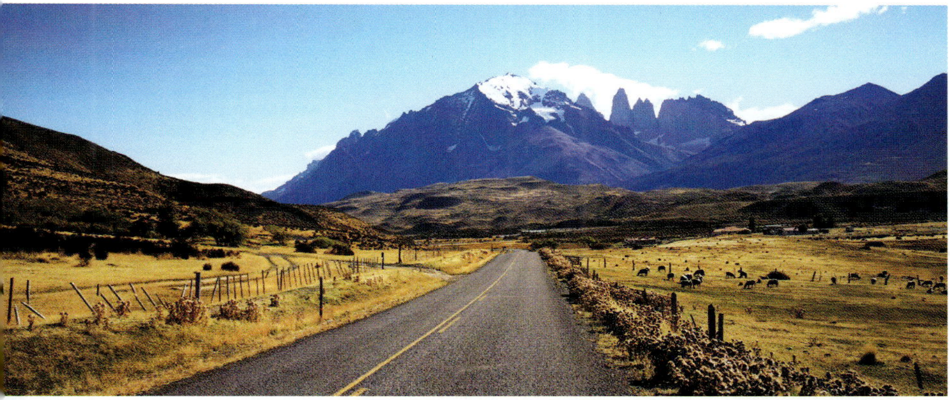

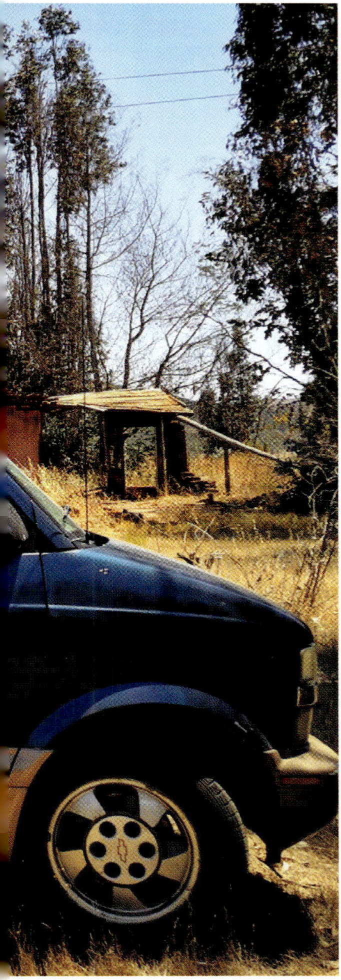

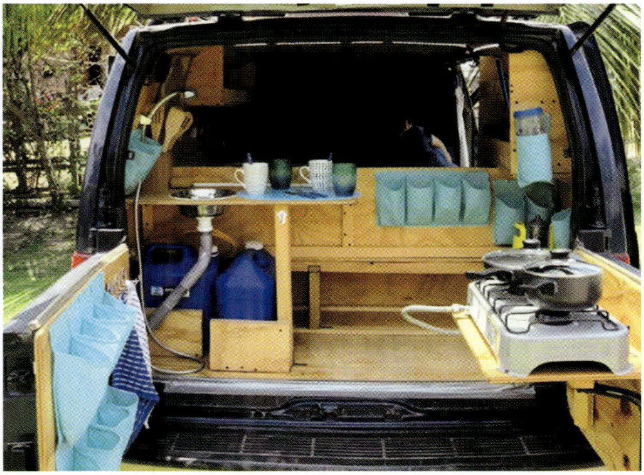

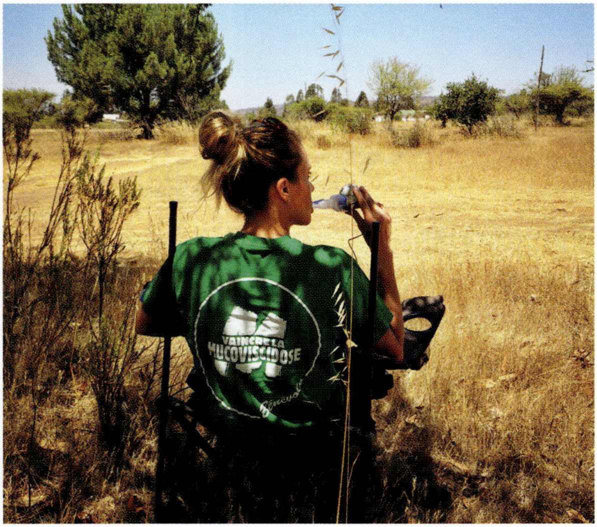

Aérosol tout-terrain.

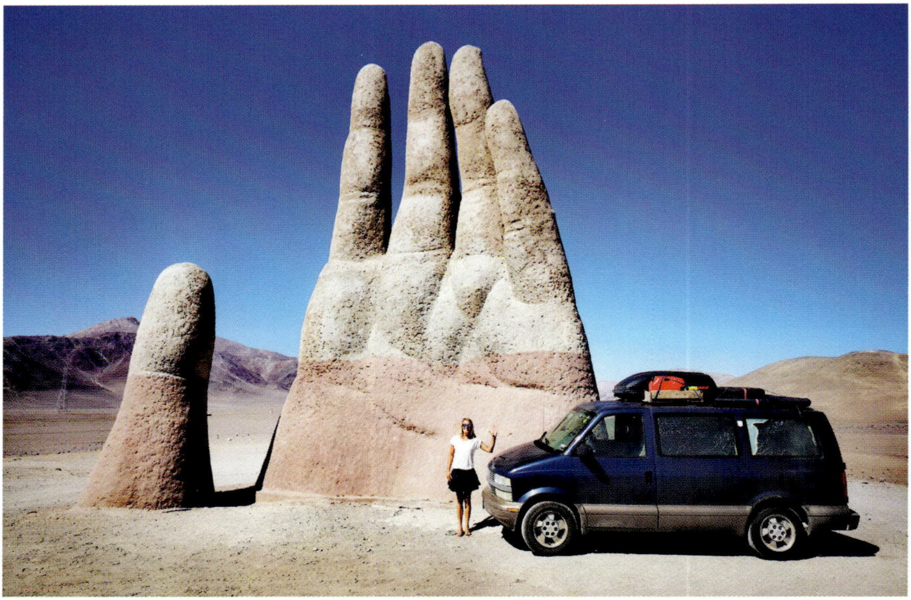

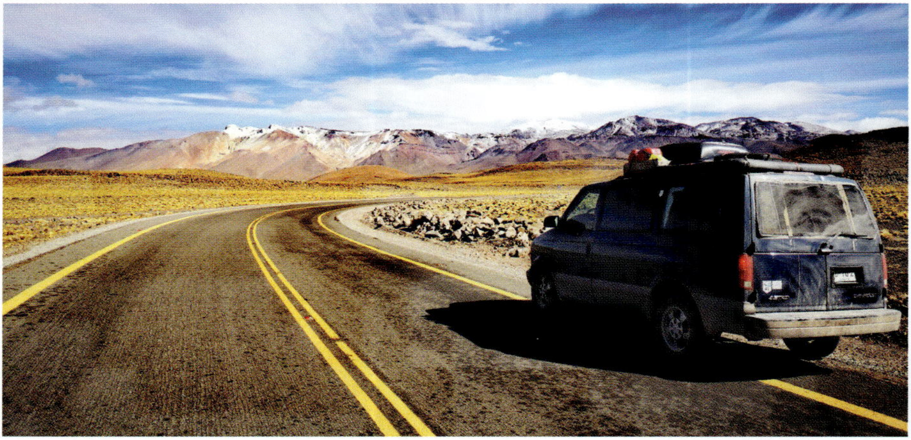

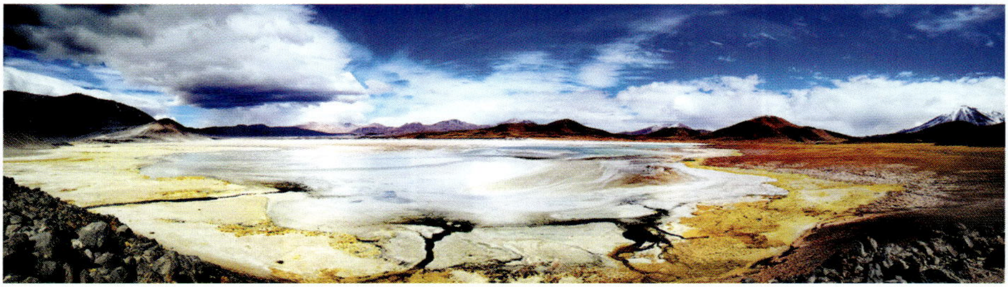

Haut : Antofagasta. — **Milieu :** Paso de Sico. — **Bas :** Réserve nationale Los Flamencos.

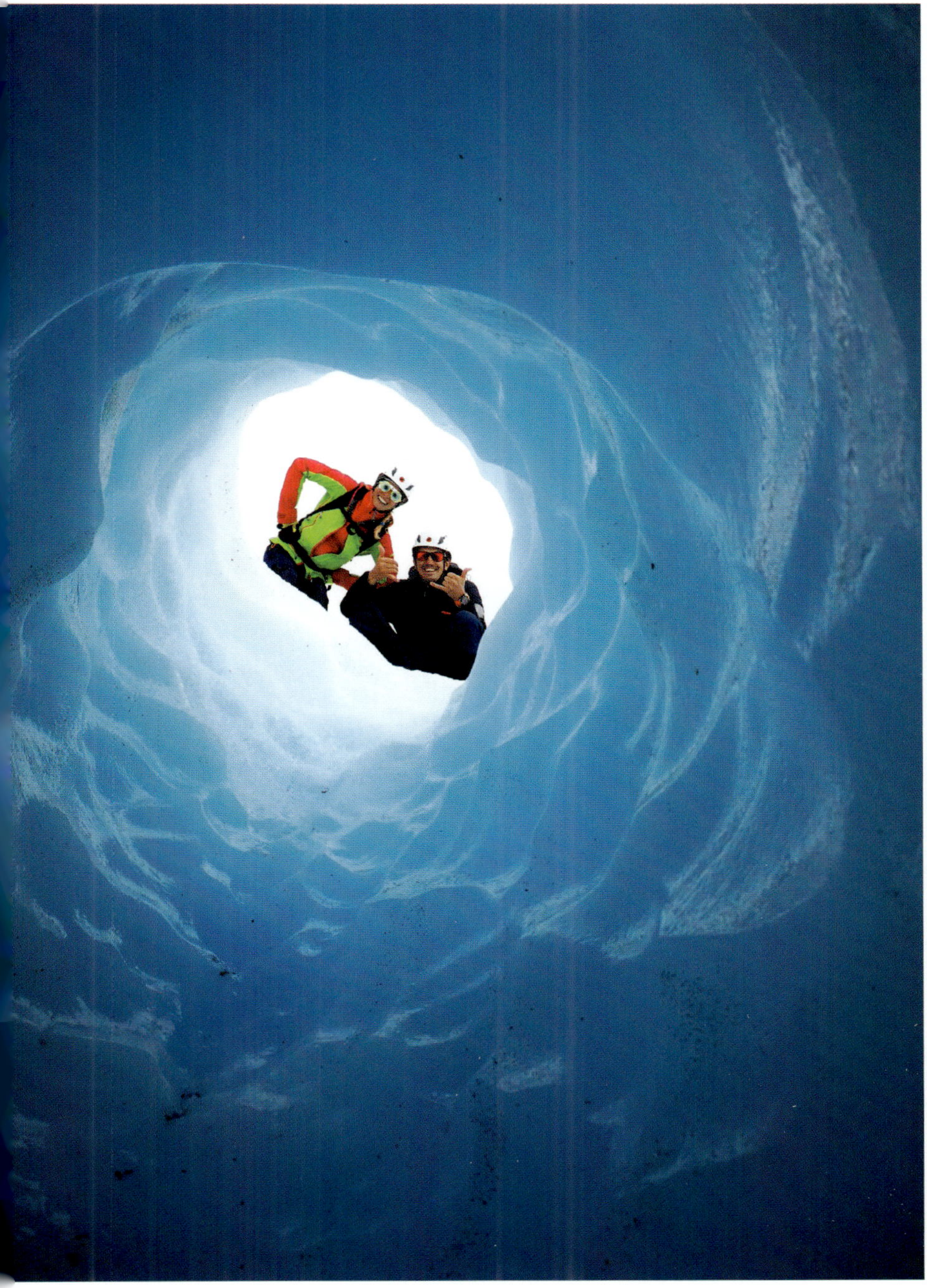

Le parc national Laguna San Rafael, paradis des explorateurs.

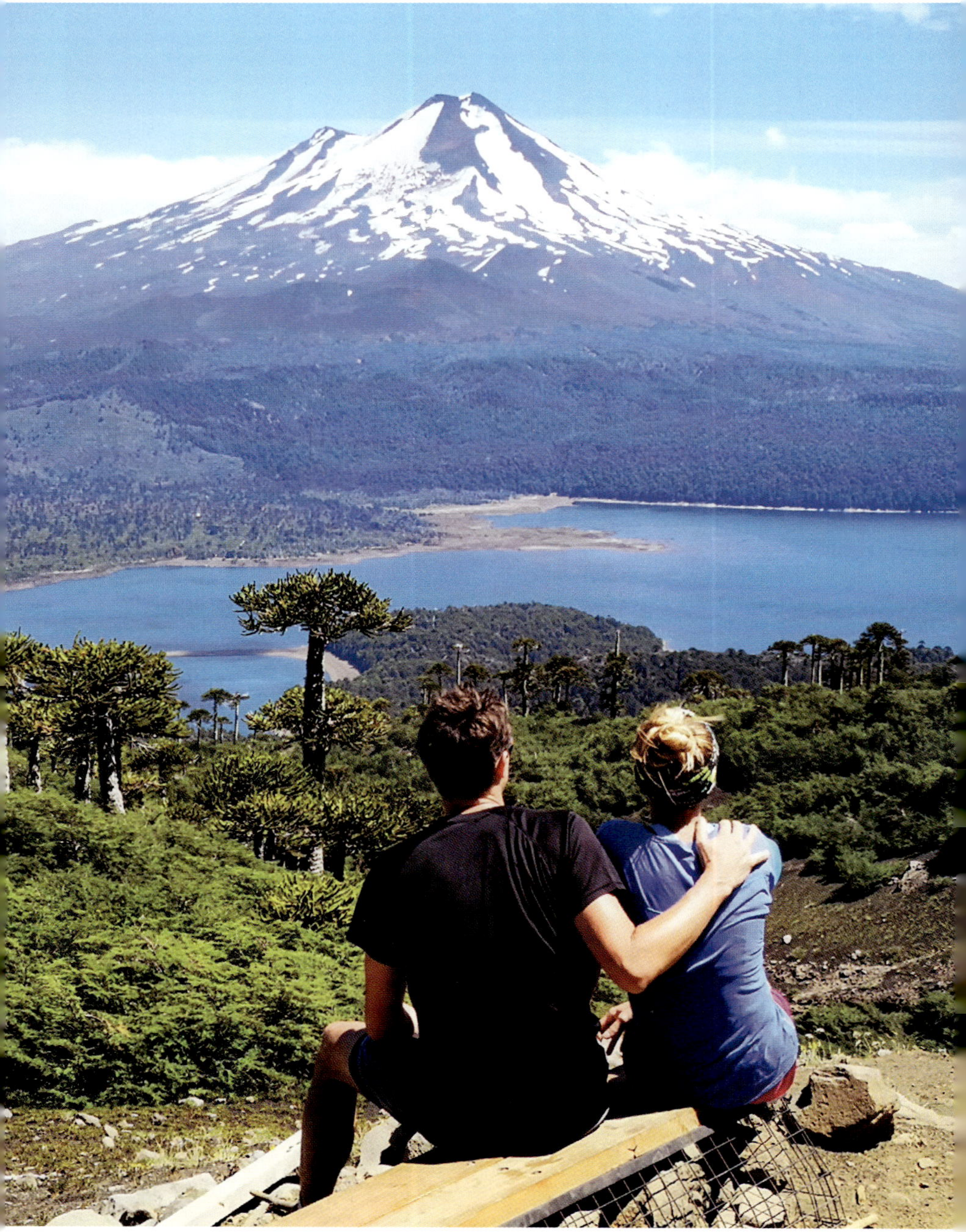

Première randonnée au parc national Conguillío, sentier Sierra Nevada, face au volcan Llaima.

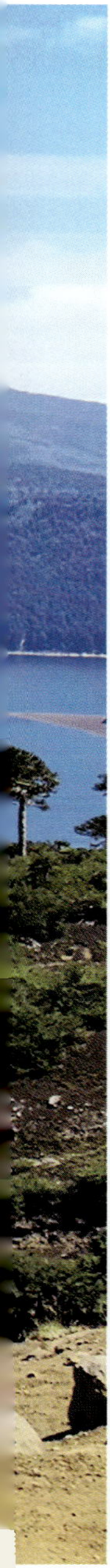

Argentine

14 mars - 20 mai

Trek dans la région des lacs :
à Bariloche, le refuge Jakob (1 936 m).

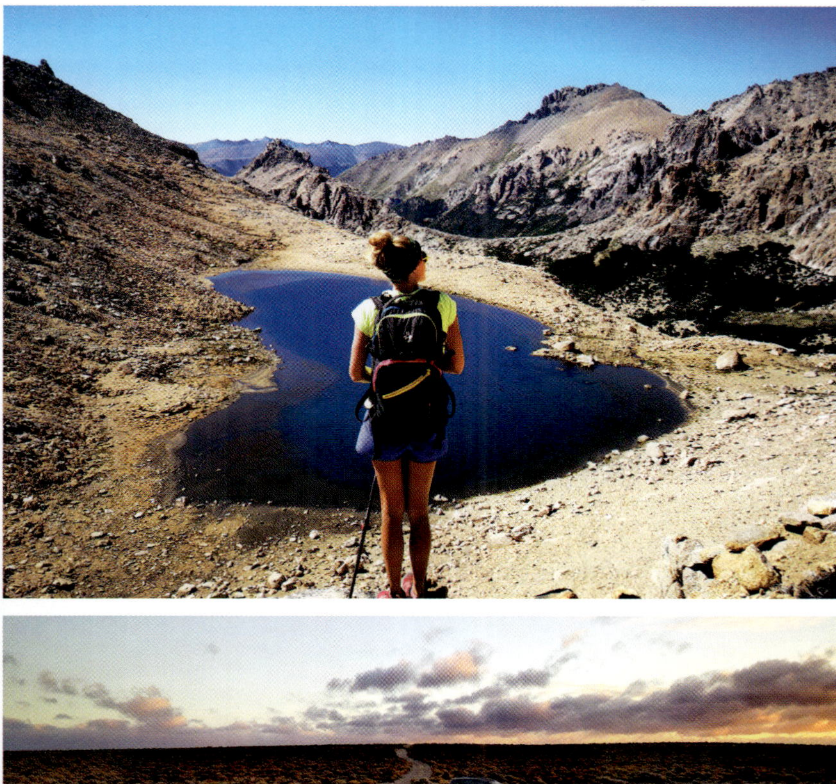

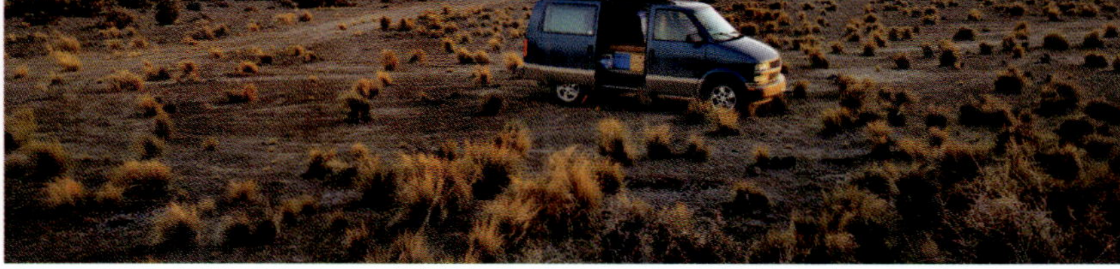

Un pic, un cap, une réserve : Punta Tombo, frange rocheuse dans l'océan Atlantique, abrite de nombreuses espèces d'oiseaux dans ses cavités.

ARGENTINE

Les chutes d'Iguazú, à la frontière du Brésil (à gauche) et de l'Argentine (à droite, la spectaculaire gorge du Diable atteint 80 m).

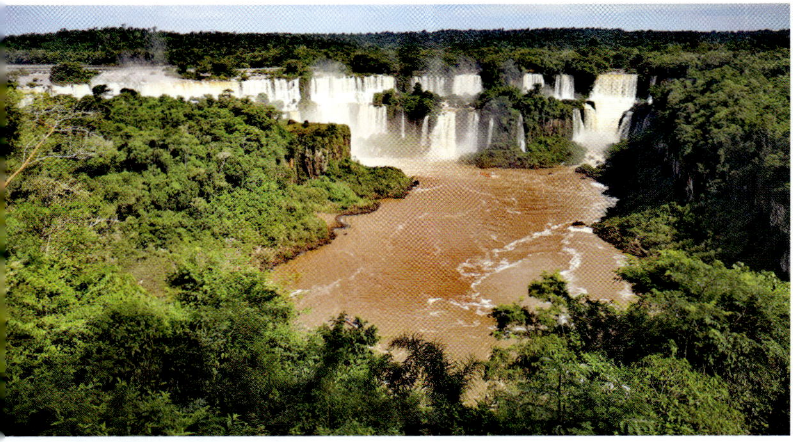

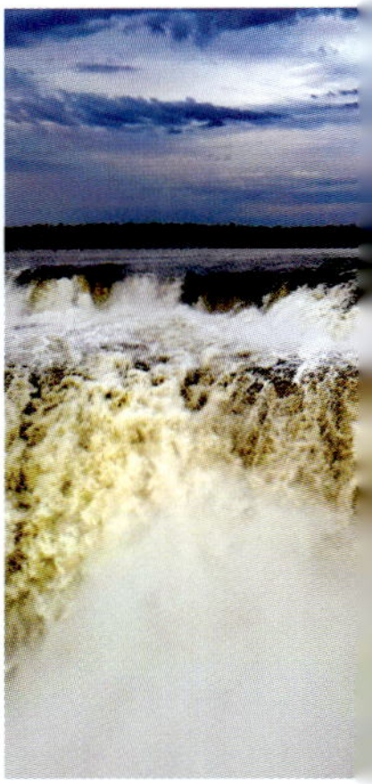

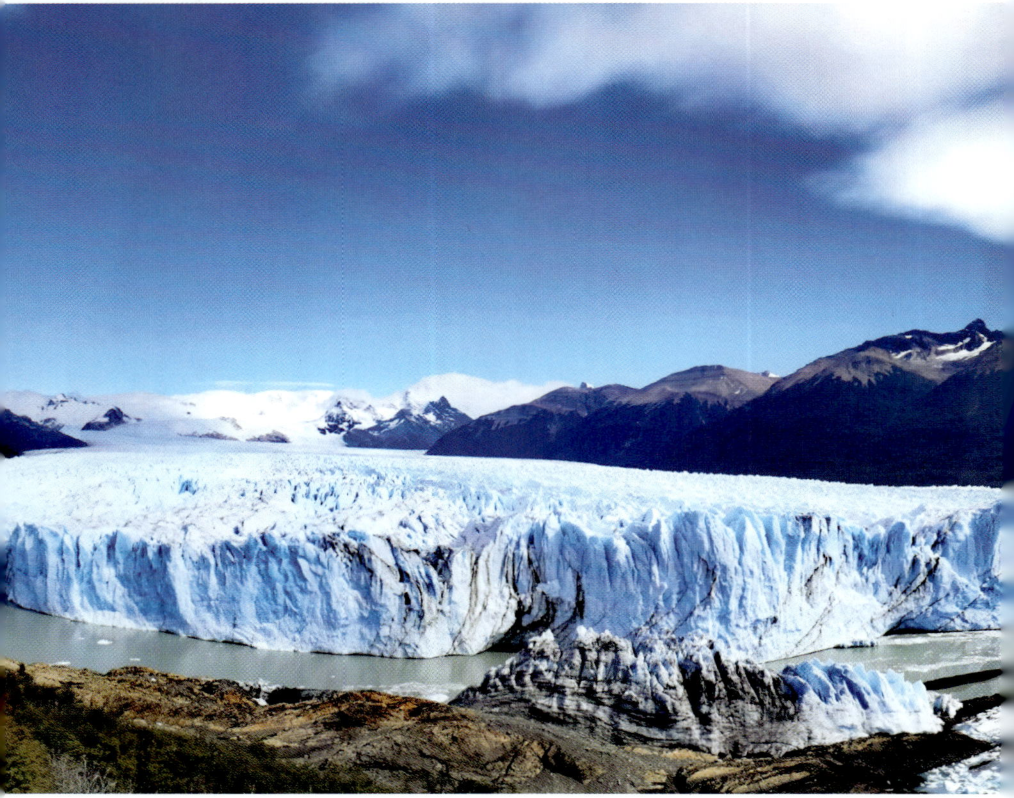

Le glacier Perito Moreno (parc national Los Glaciares, Patagonie), gigantesque monument de glace millénaire.

La péninsule Valdés,
sanctuaire des manchots
de Magellan.

Ushuaïa,
le bout du monde.

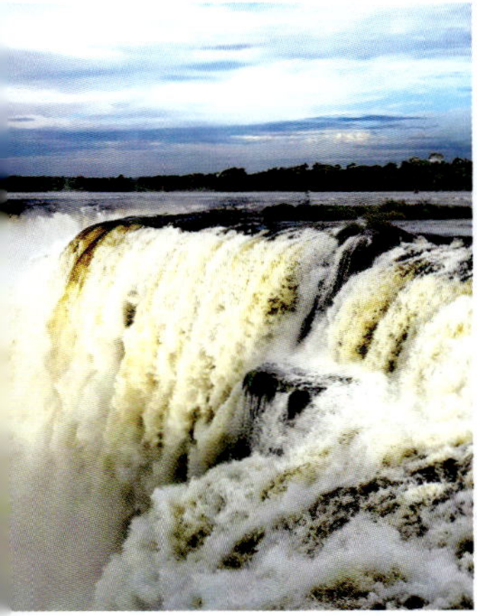

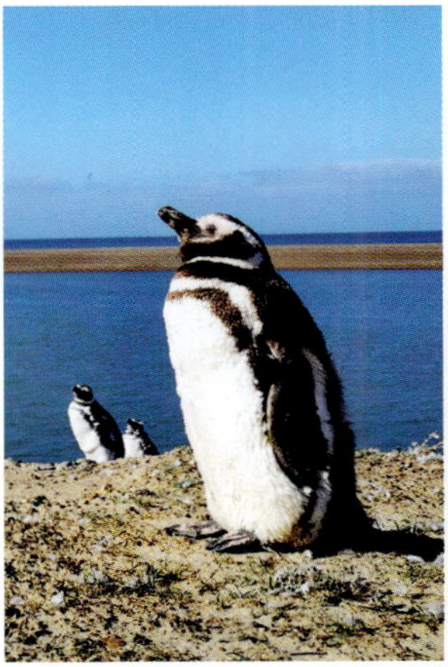

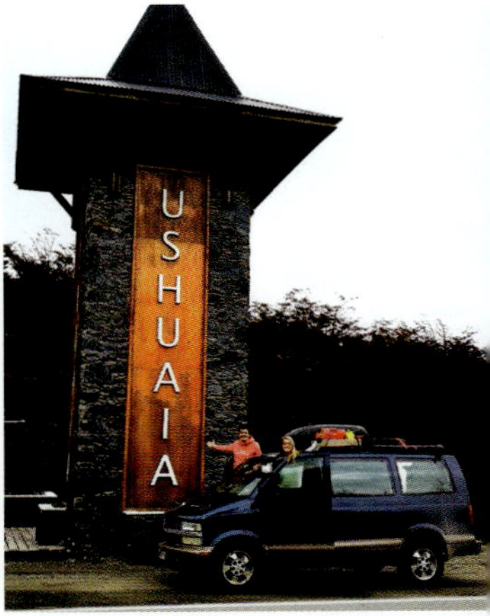

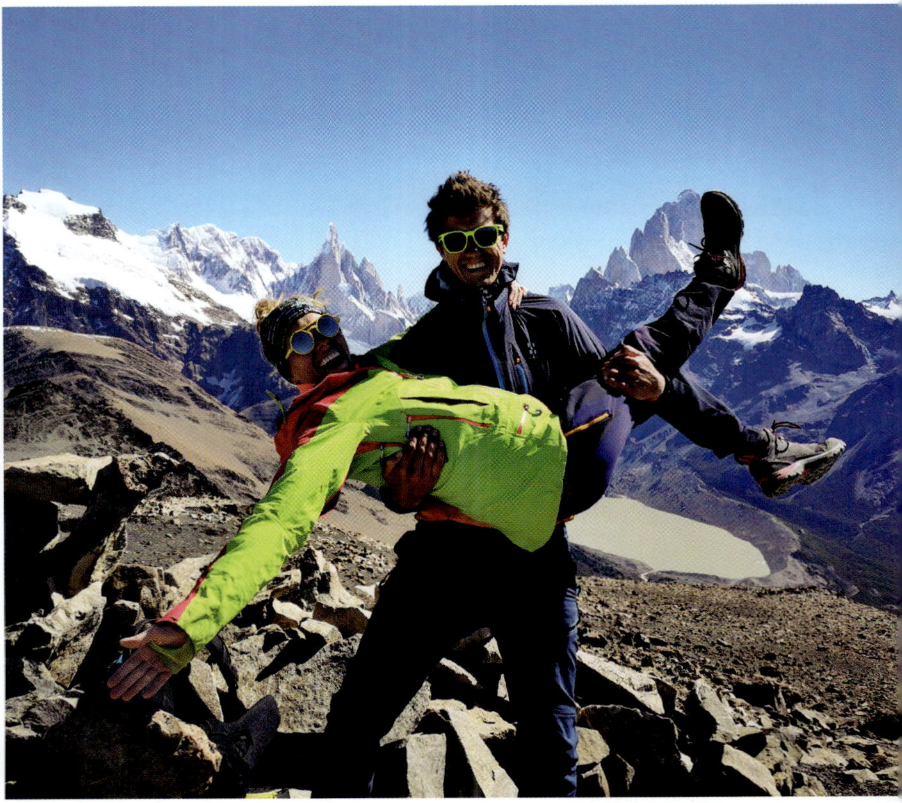

El Chaltén (Patagonie). En arrière-plan, on aperçoit le Fitz Roy (3 359 m) et le Cerro Torre (3 128 m).

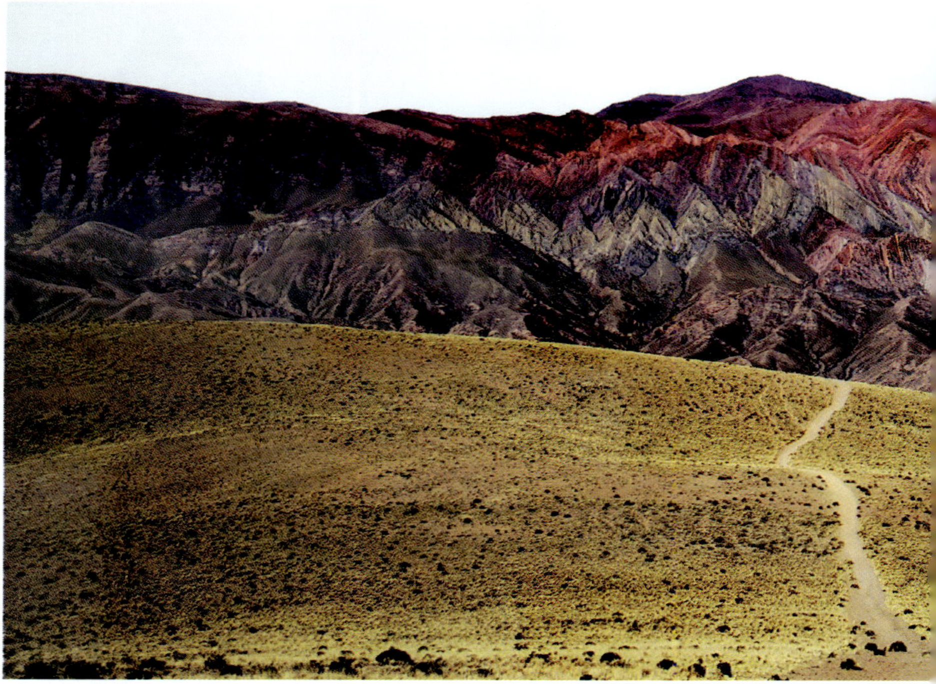

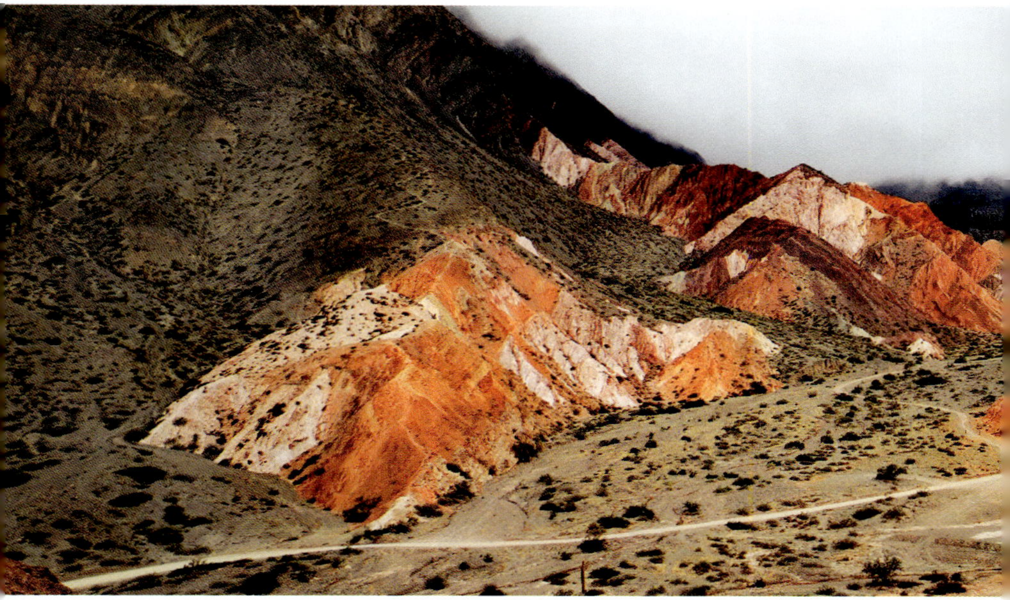

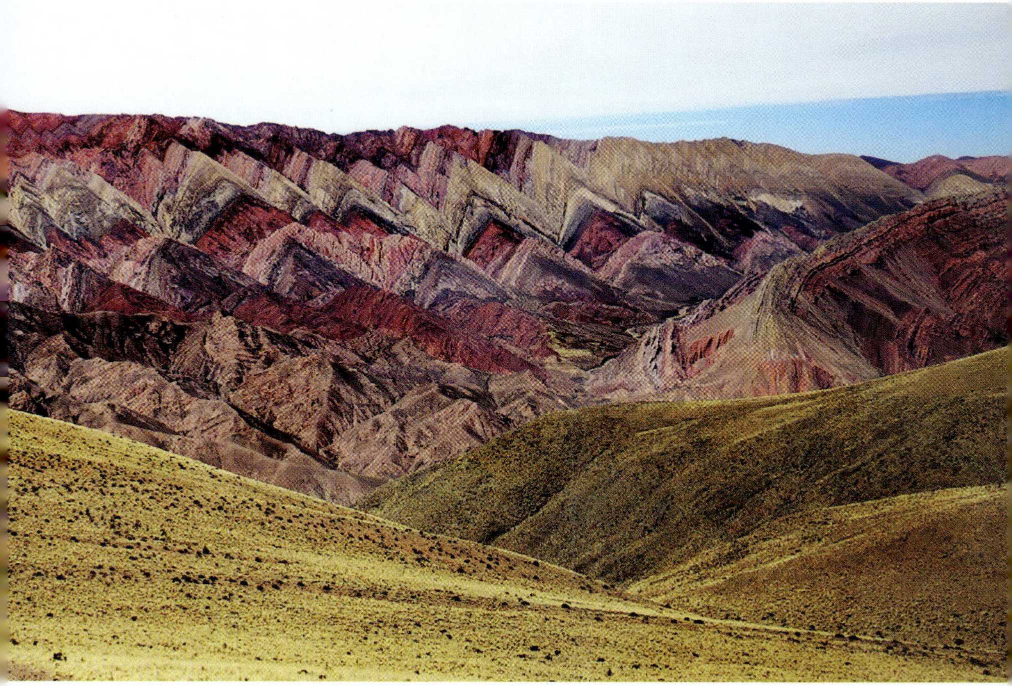

Hornocal, la montagne aux 14 couleurs (4200 m), est située dans le canyon de la Quebrada de Humahuaca, splendide vallée classée à l'UNESCO.

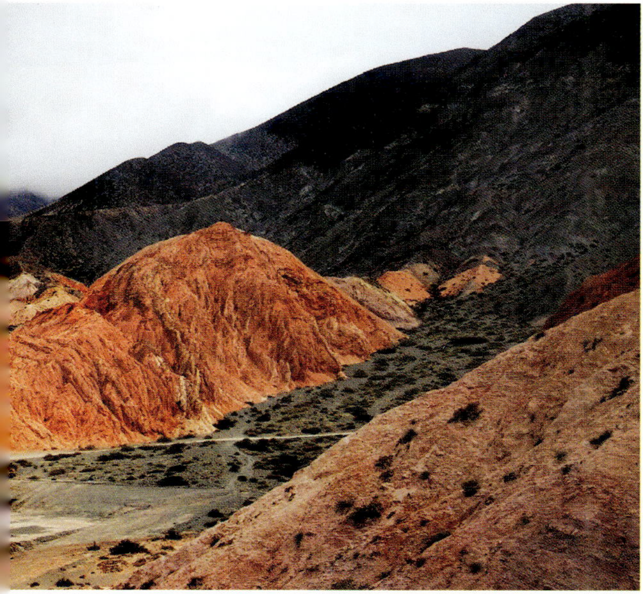

La colline aux 7 couleurs, dans les Andes, borde le petit village indien de Purmamarca.

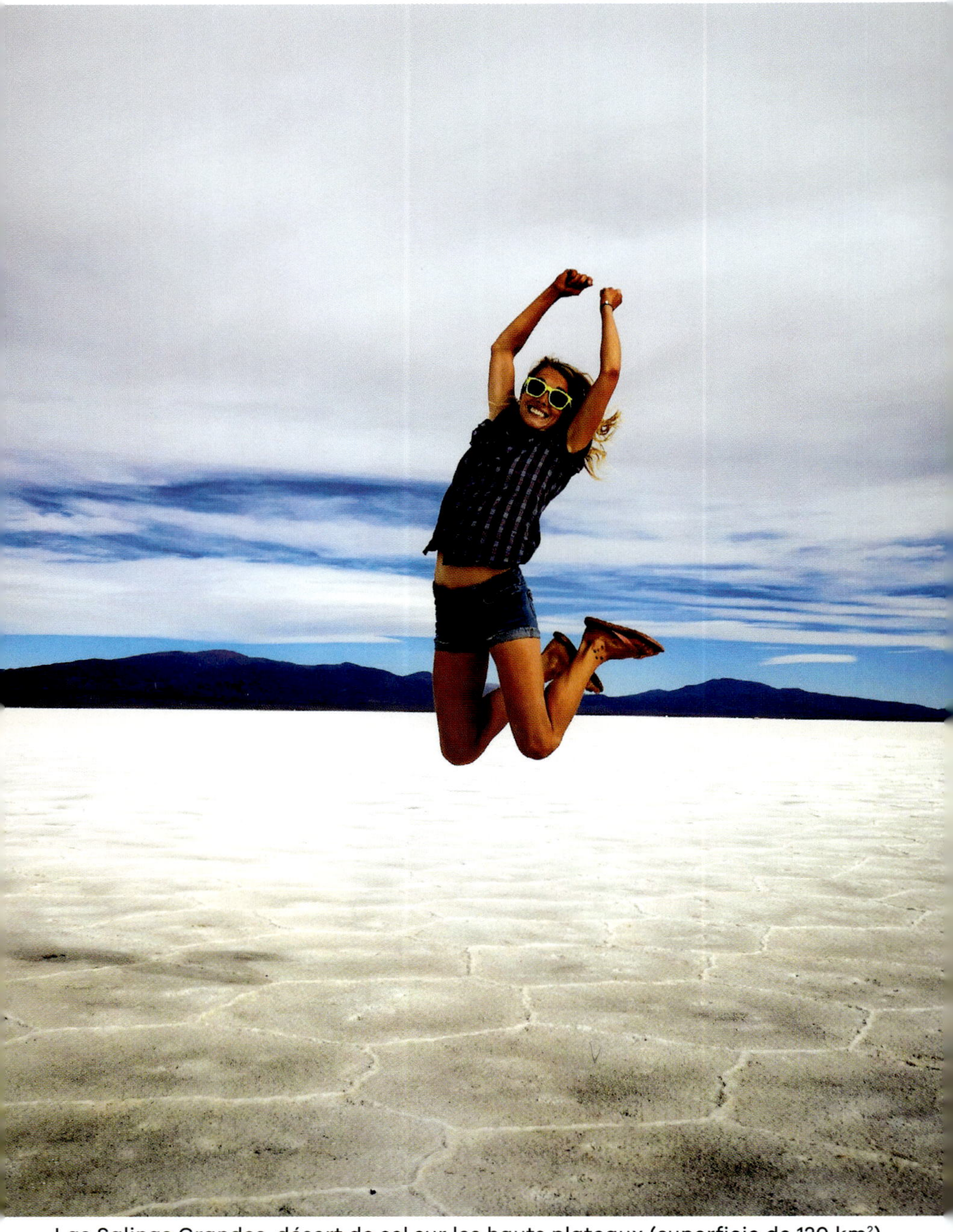

Las Salinas Grandes, désert de sel sur les hauts plateaux (superficie de 120 km²).

Excursion dans les plus belles gorges du Nord (Salta).
Haut : Quebrada de las Conchas.
Milieu : Quebrada del Toro.

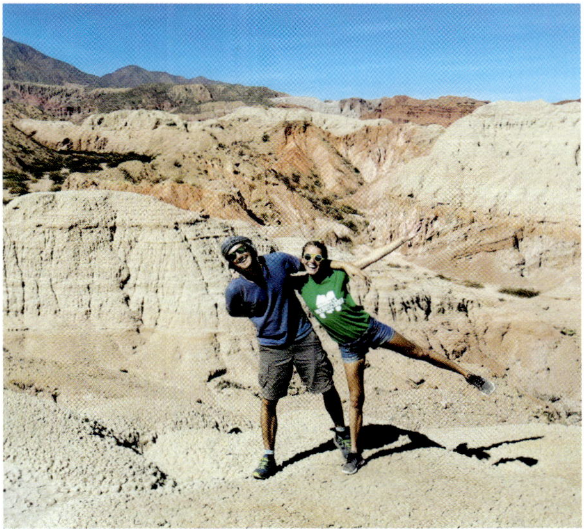

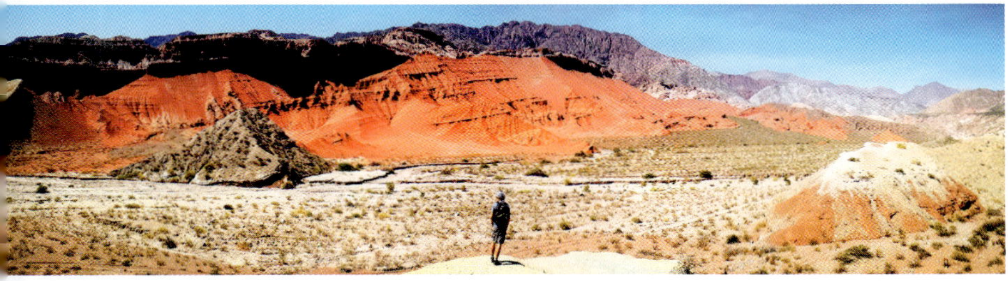

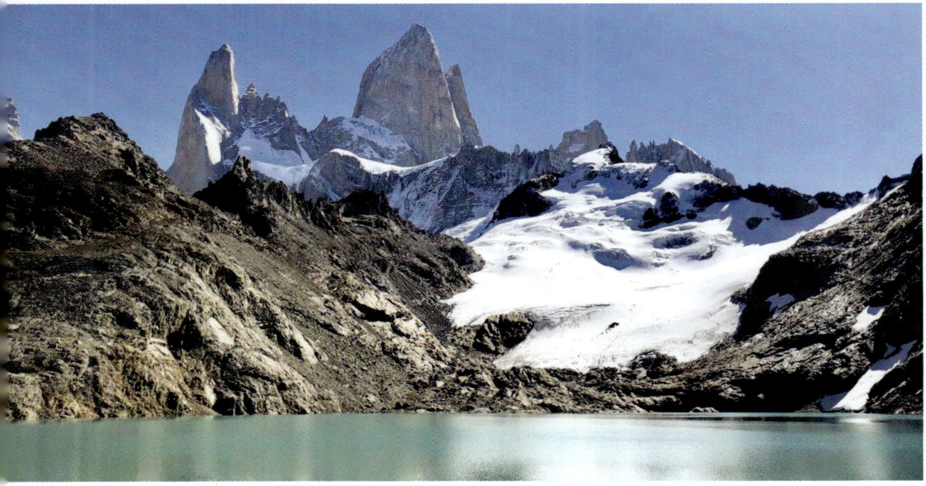

Laguna de los Tres (1 170 m), à El Chaltén,
randonnée jusqu'au mythique Fitz Roy (3 359 m).

Bolivie

21 mai - 24 juin

Les magnifiques paysages lunaires de Sud Lípez.
Haut : Laguna Kollpa (3 883 m), blanche, sèche et minérale. Ici, on récolte le borax.
Milieu : Laguna Colorada (4 278 m), lac salé près de la frontière avec le Chili.
Bas : Plus au sud, Sol de mañana, avec son champ de geysers et de vapeurs de soufre.

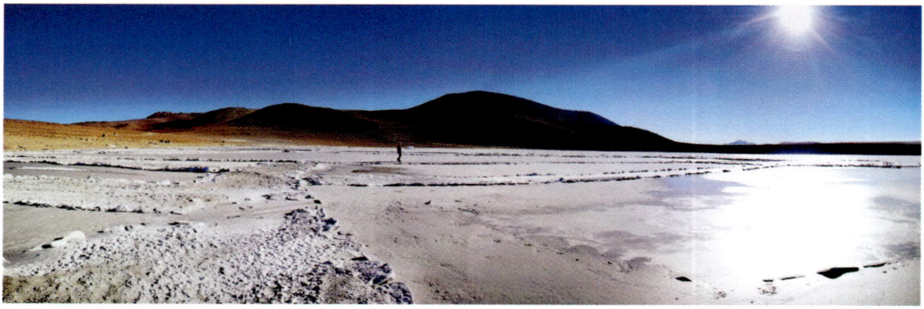

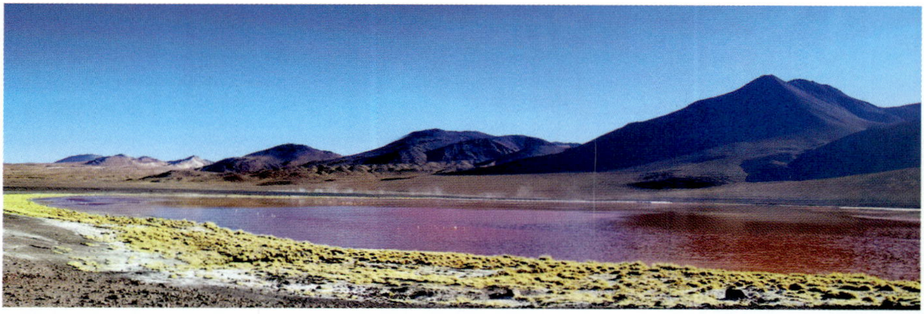

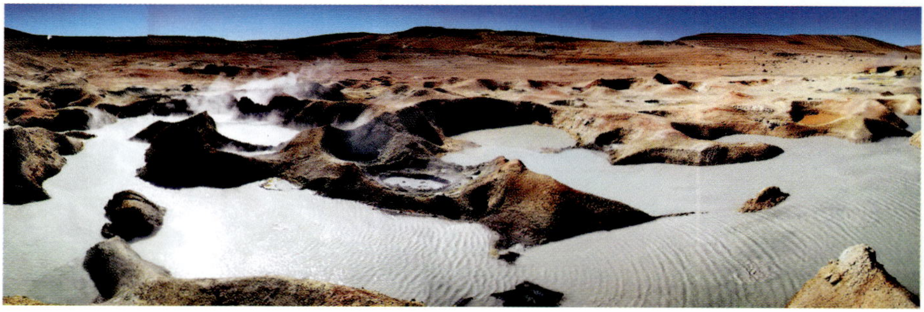

J1. Escalade sur un mur de glace.

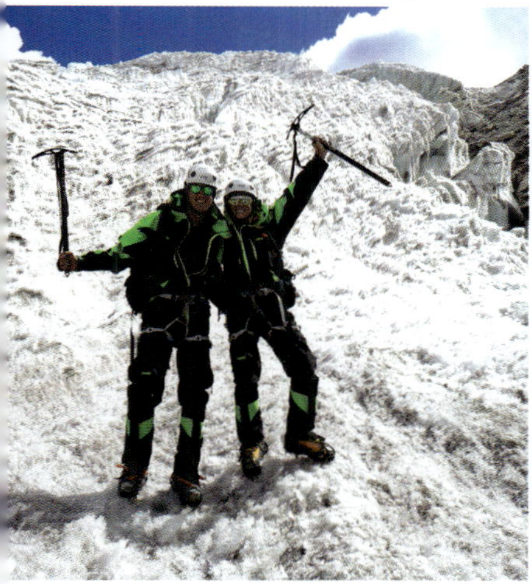

J2. En route pour le *High Camp*.

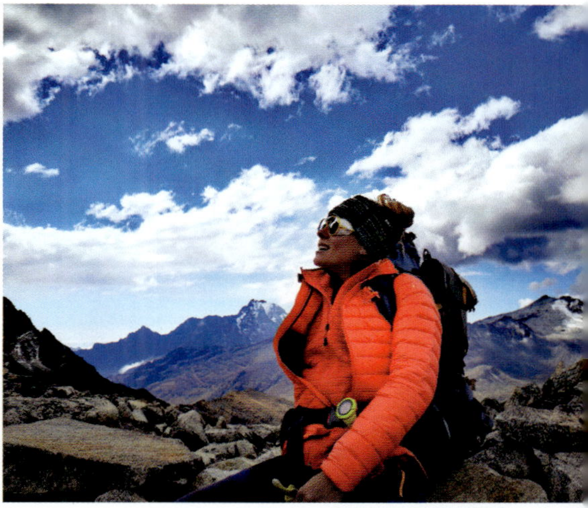

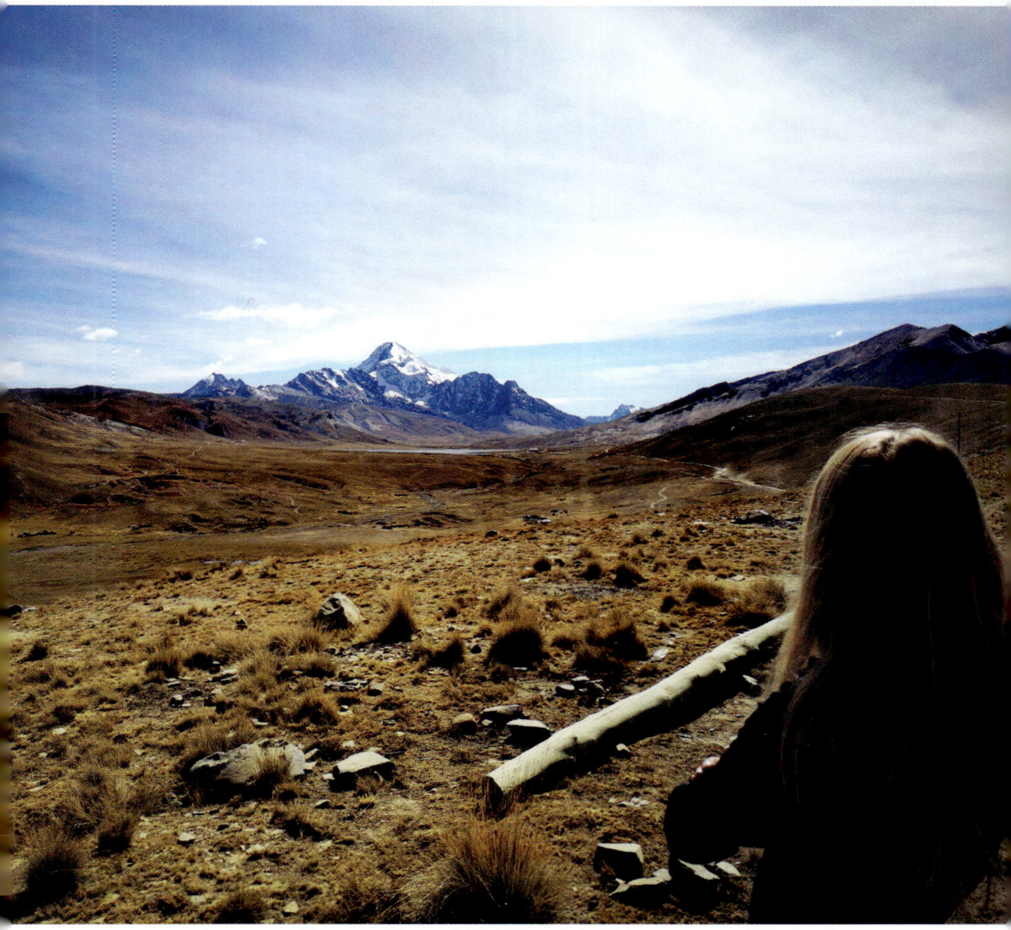

Le mont Huayna Potosi (6 088 m), à 25 km au nord de La Paz.

J3. Nico, au sommet du Huayna Potosi.

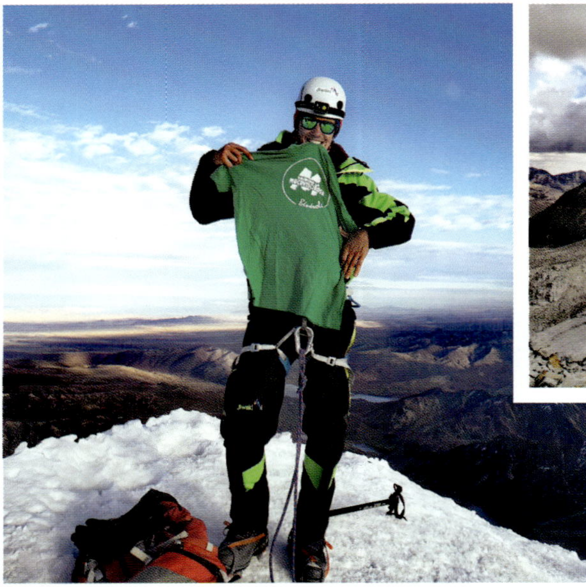

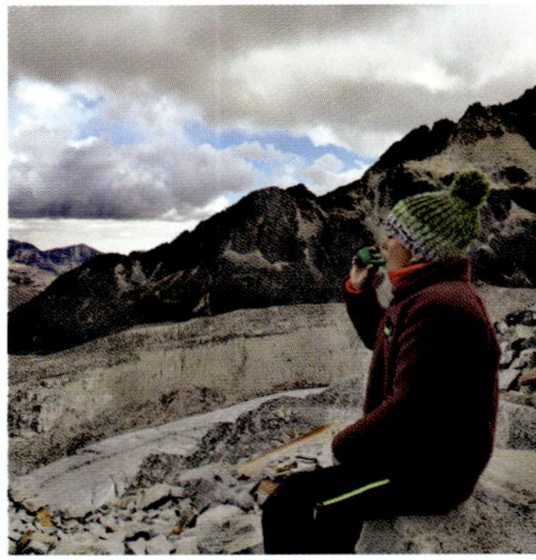

High camp (5 200 m), l'aérosol le plus haut de toute ma vie.

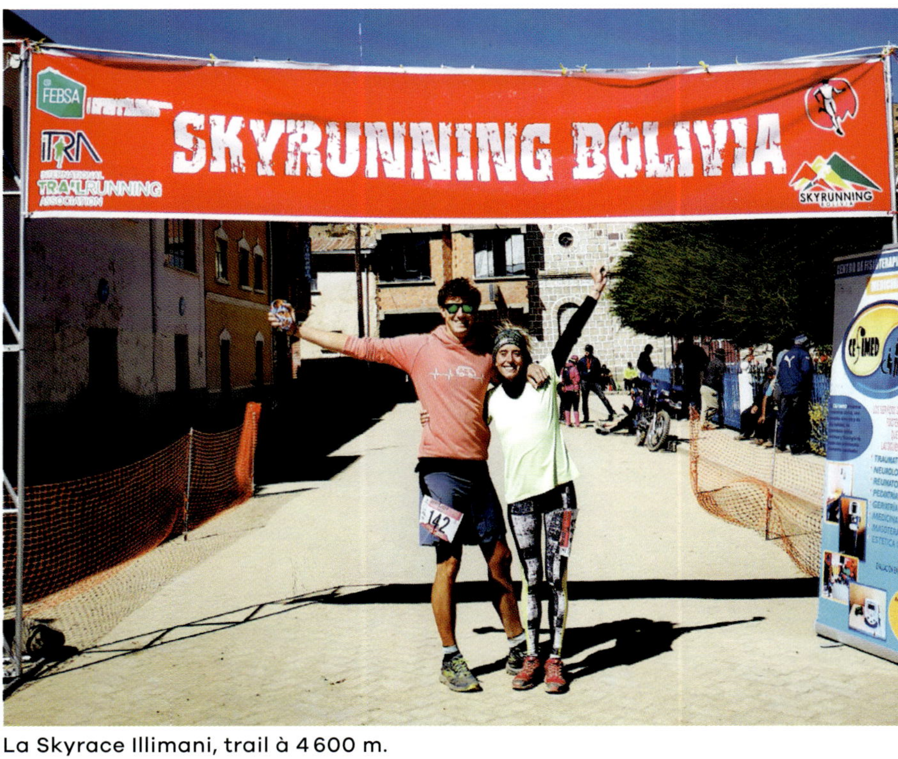

La Skyrace Illimani, trail à 4 600 m.

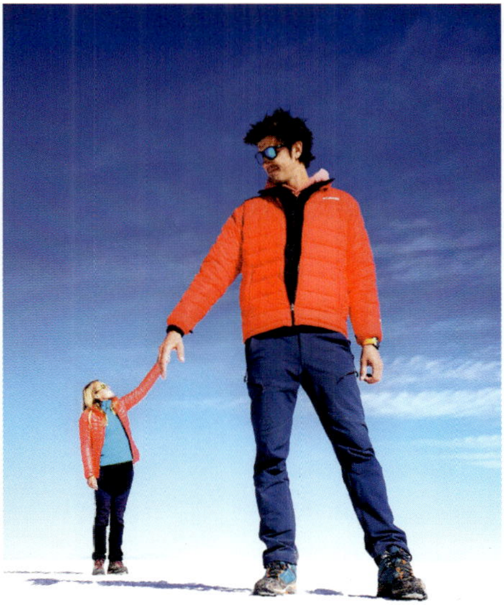
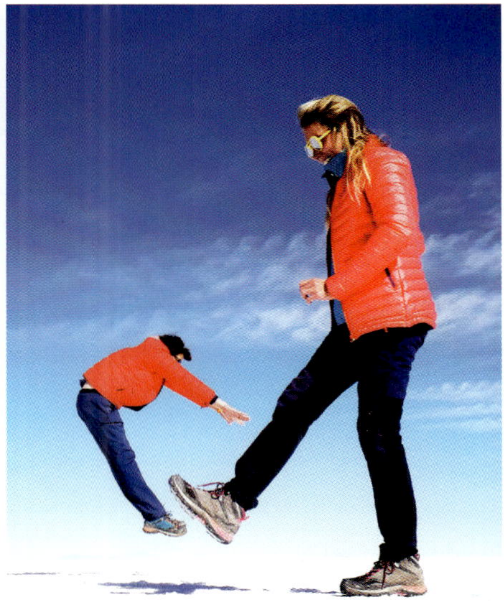
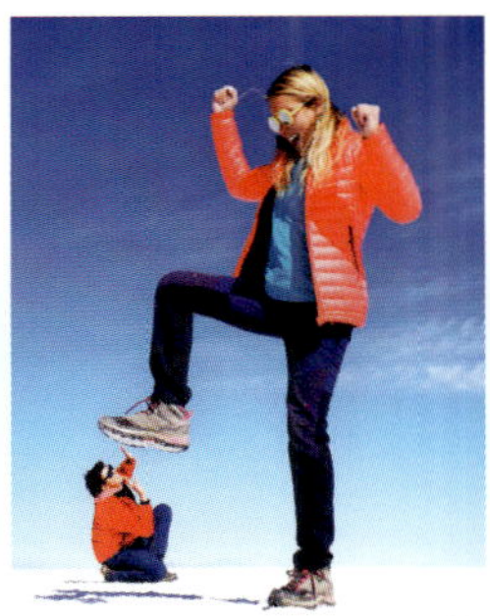
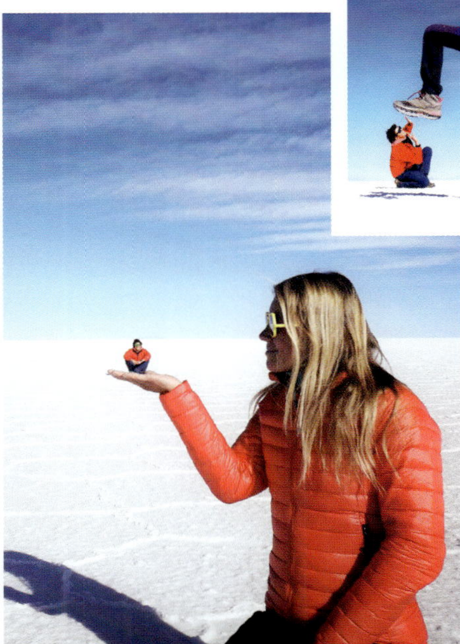
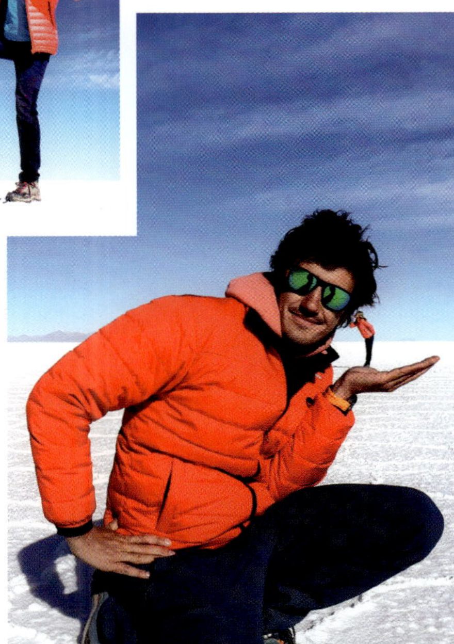

Le spectaculaire salar d'Uyuni (3 658 m), avec ses effets de perspective, est le plus grand désert de sel au monde (11 000 km²).

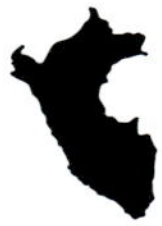

Pérou

25 juin - 3 août

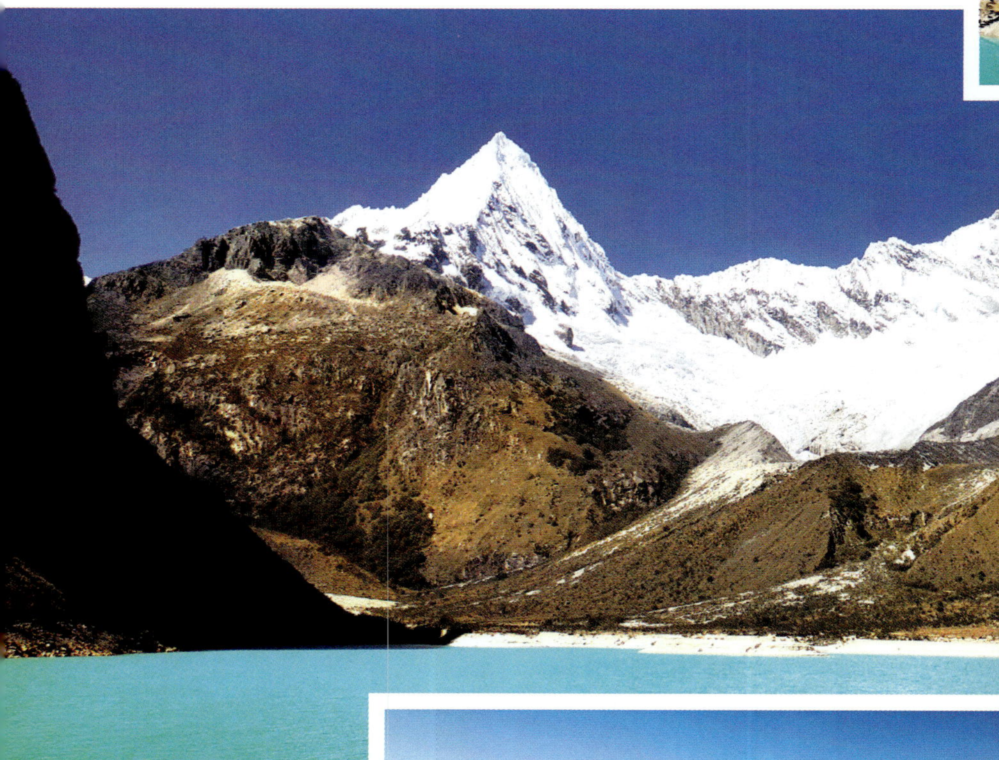

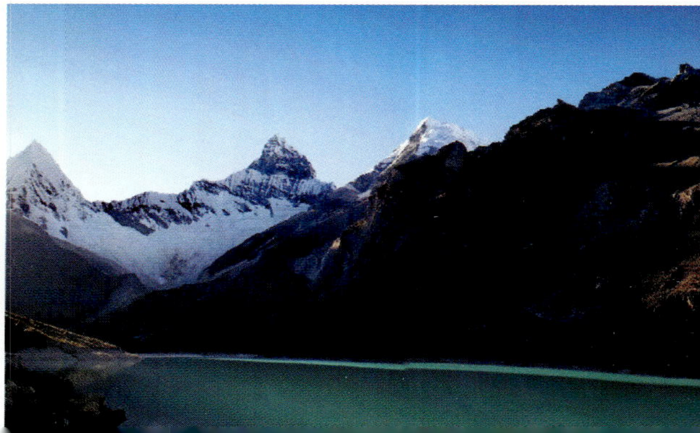

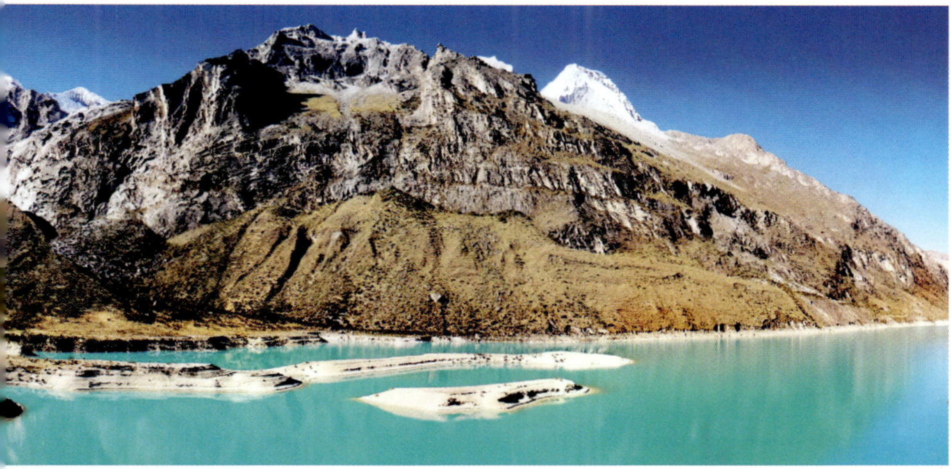

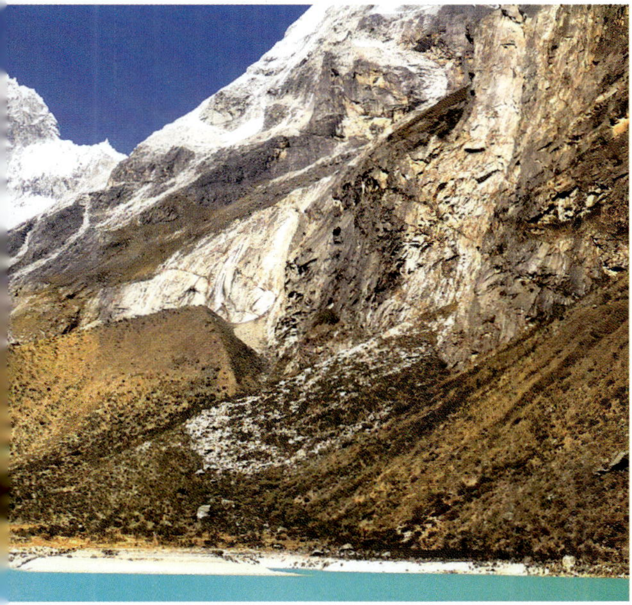

Le lac Parón (parc national Huascarán) est la principale étendue d'eau de la cordillère Blanche (4 200 m).

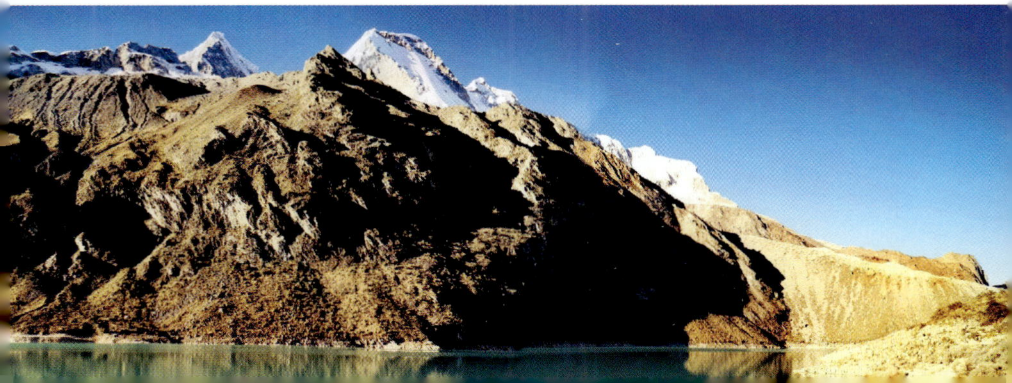

Équateur / Îles Galápagos

4 août - 1er septembre

Quito, mirador de los Volcanes. Du sommet d'un téléphérique (4 100 m), on surplombe la capitale, située à 2 850 m.

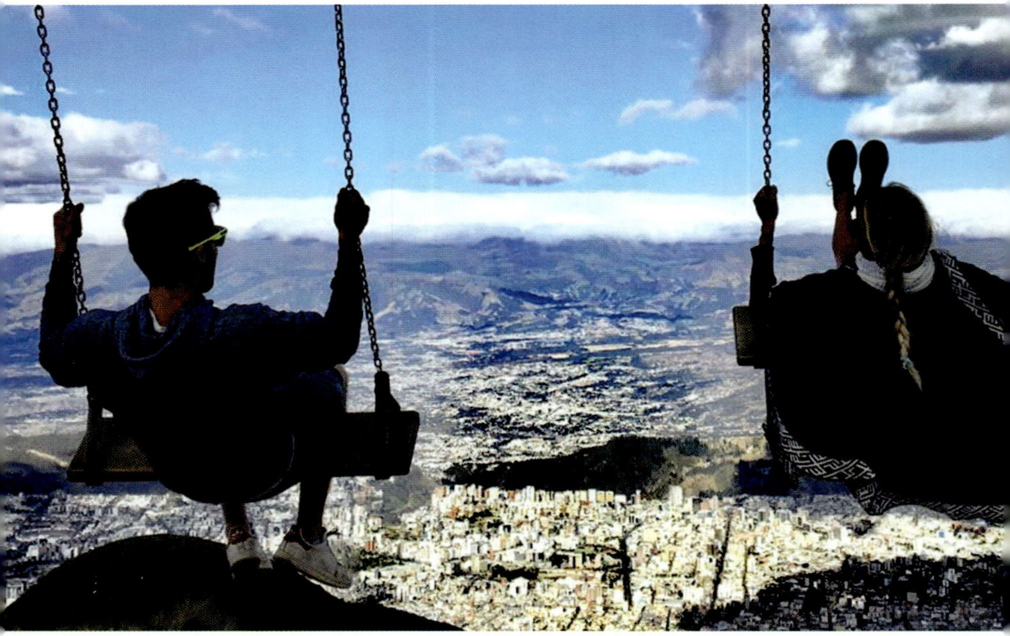

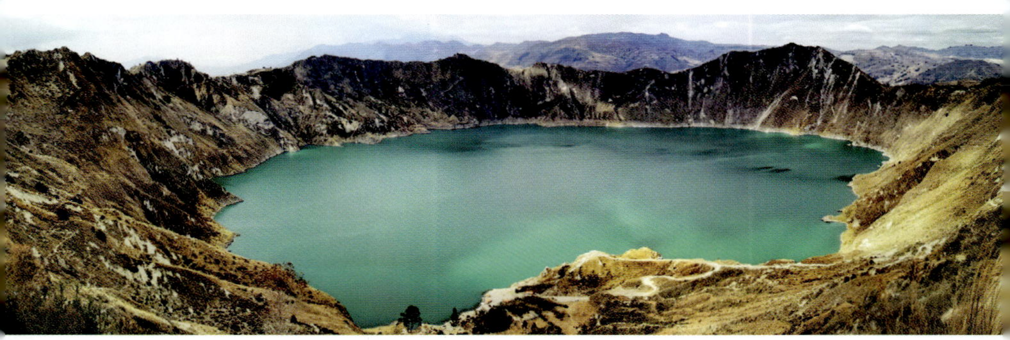

Le lac de Quilotoa (3 800 m), cratère du volcan éteint.

Fous à pieds bleus sur l'île de la Plata.

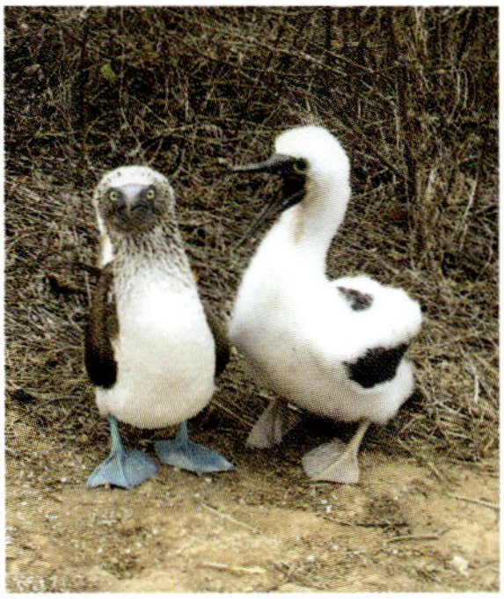

Puerto Lopez et son show des baleines.

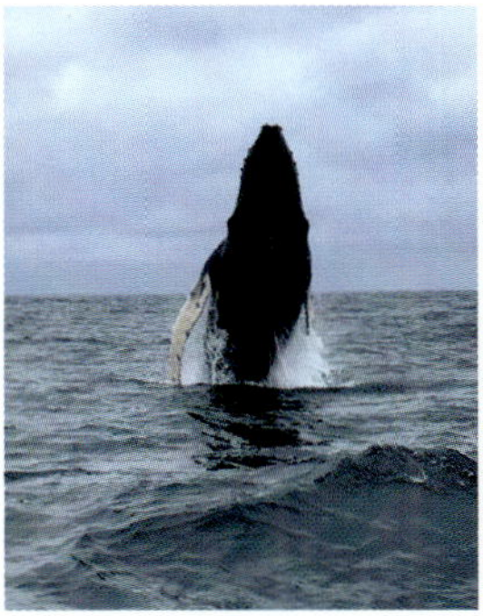

Tortue géante, réserve El Chato (Galápagos).

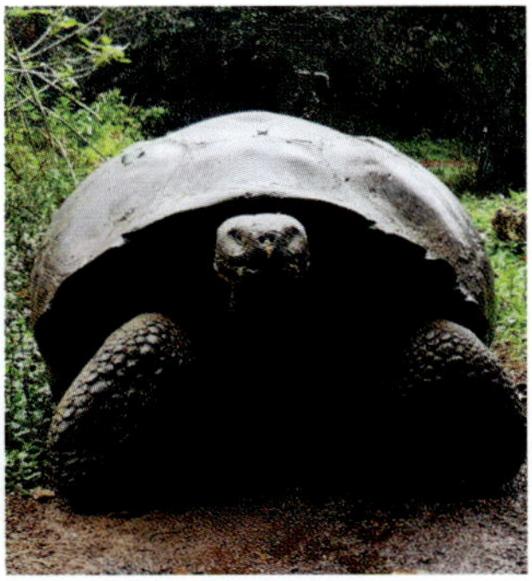

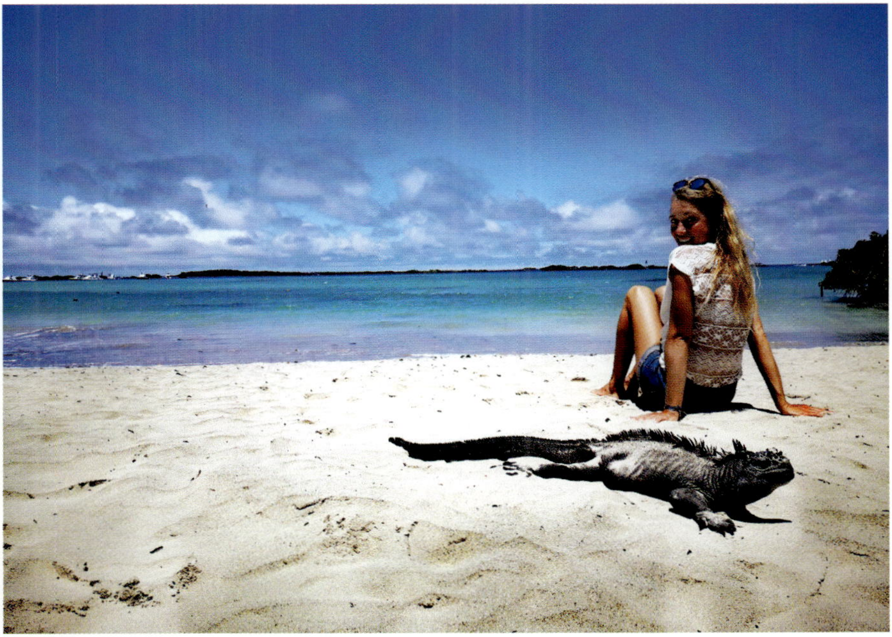

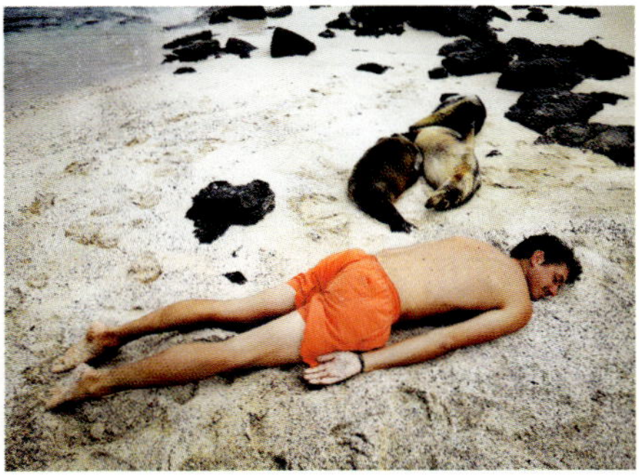

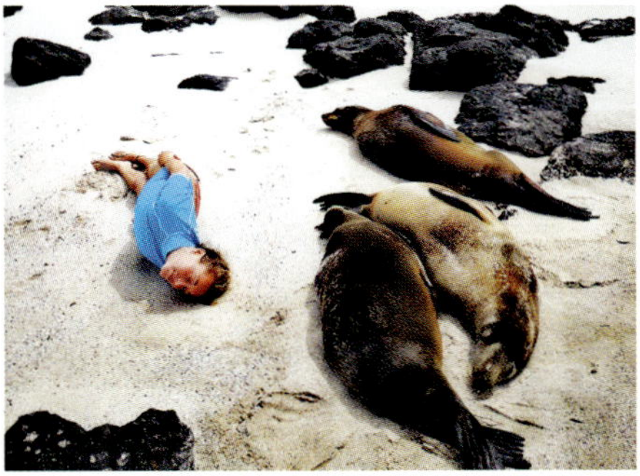

Les Galápagos, entre iguanes et lions de mer…

Colombie

2 septembre - 27 septembre

Vue imprenable sur le lac El Peñol (Guatapé), depuis Piedra del Peñol (220 m).

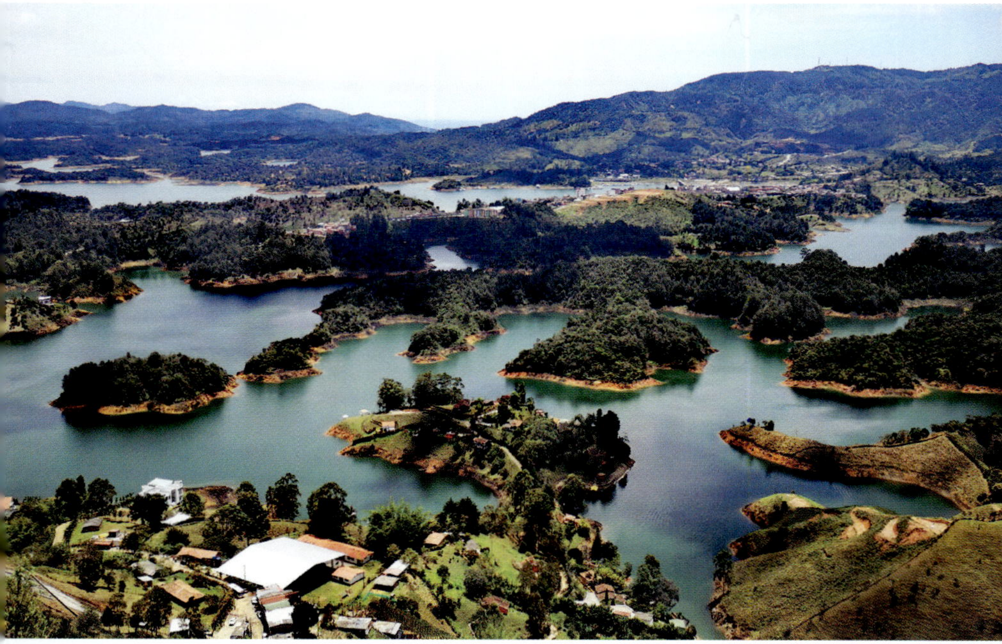

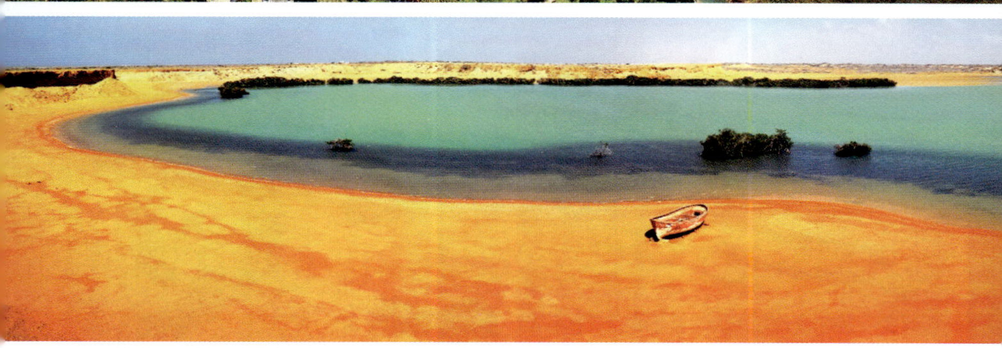

La Guajira, entre mer, désert et salines.

Aérosol-mojito les pieds dans l'eau, sur la plage de Tayrona.

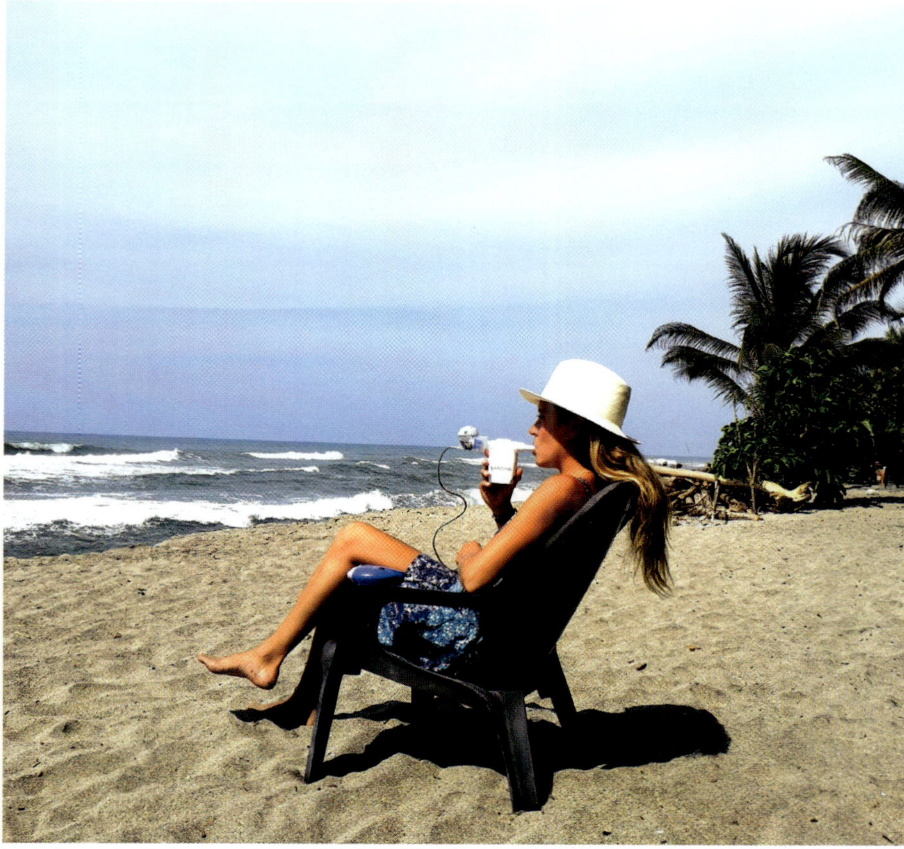

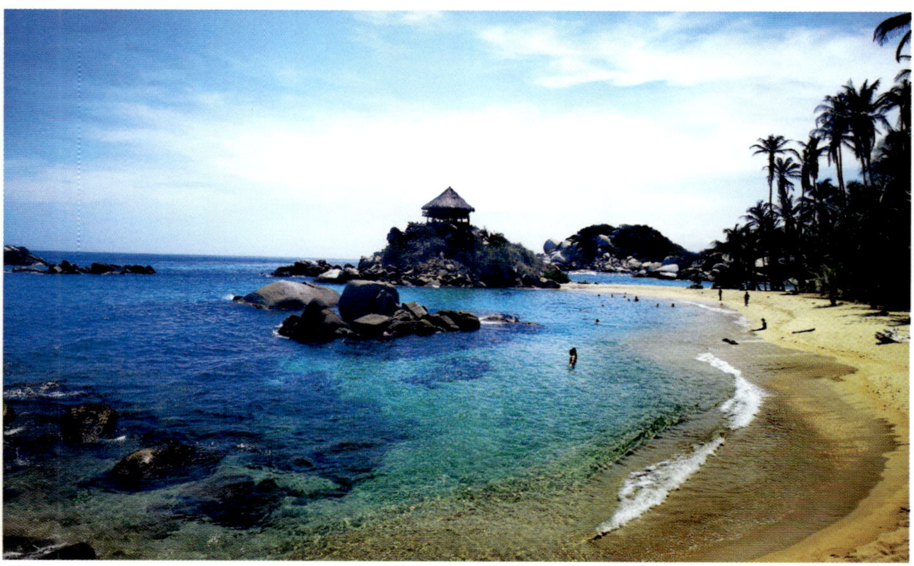

Plage Cabo San Juan (parc national naturel de Tayrona, côte Caraïbe).

Farniente sur l'île de Tintipan, dans la mer des Caraïbes.

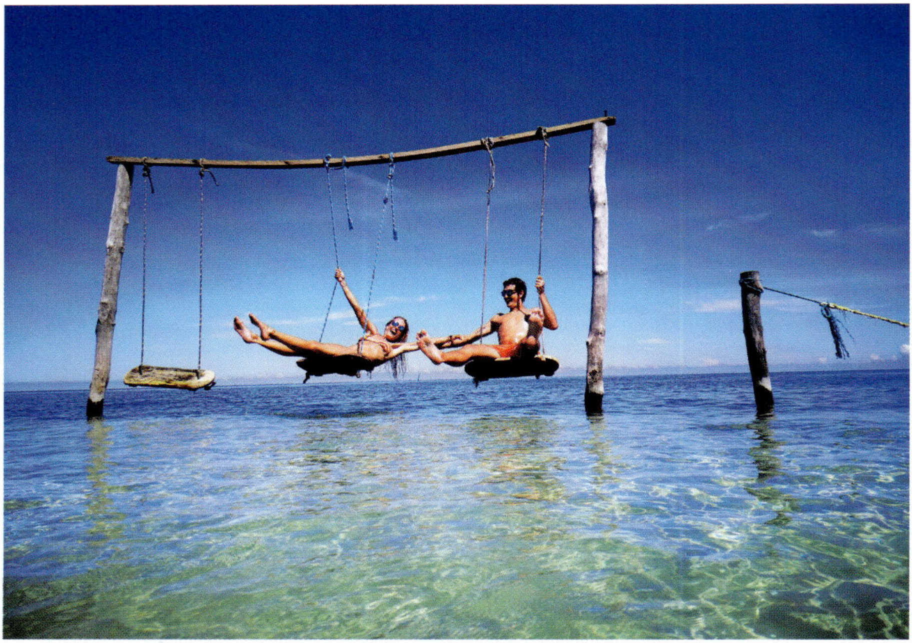

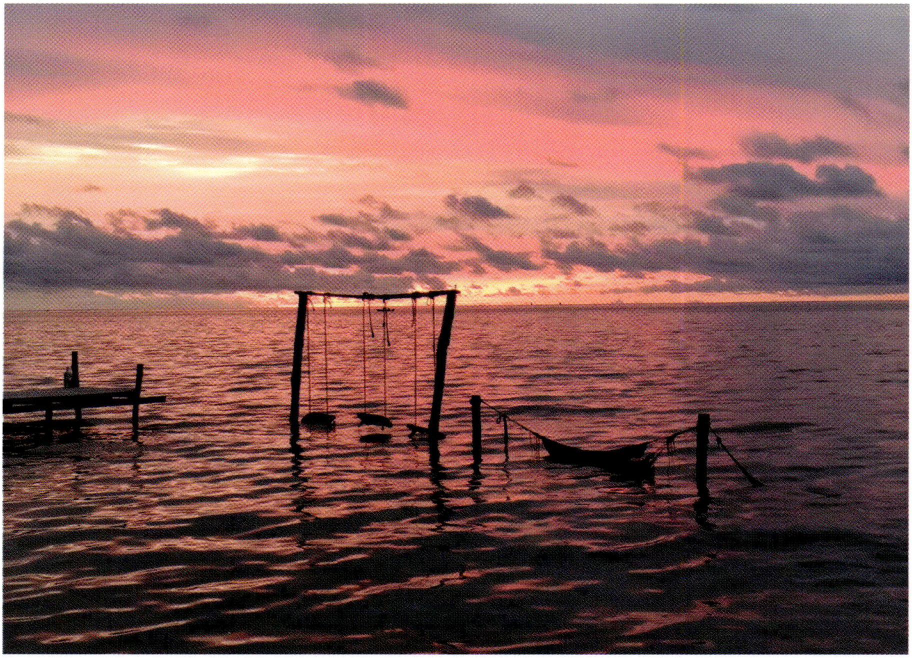

Page de droite : Punta Gallinas (Guajira), le point le plus septentrional de l'Amérique du Sud.

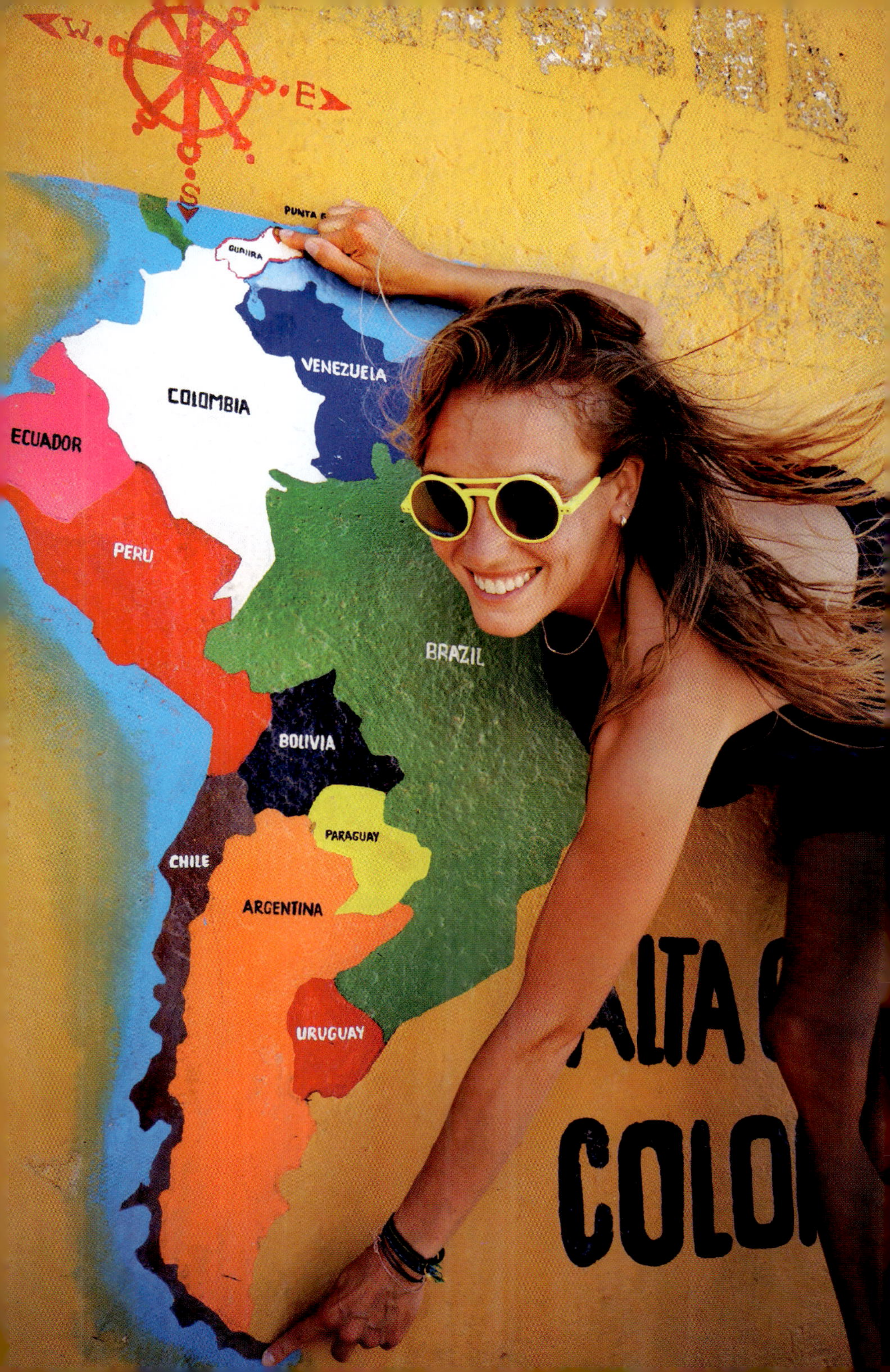
W.
E
S
VENEZUELA
COLOMBIA
ECUADOR
PERU
BRAZIL
BOLIVIA
PARAGUAY
CHILE
ARGENTINA
URUGUAY

Panama

Archipel de San Blas

6 octobre - 27 octobre

La découverte de l'archipel de San Blas à bord d'un voilier :
365 îlots coralliens, dont seuls 60 sont habités par les indiens Kunas.

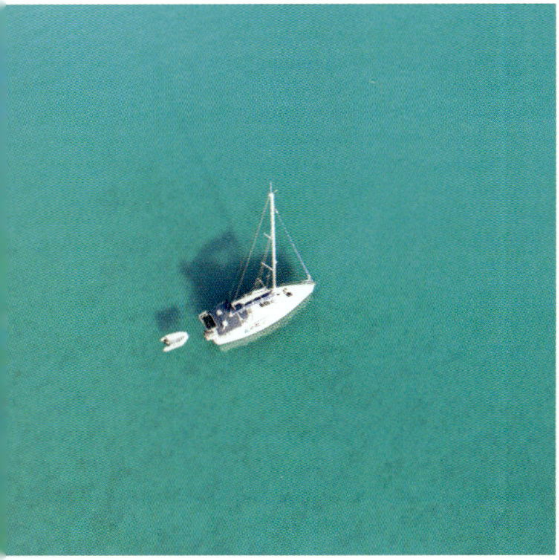

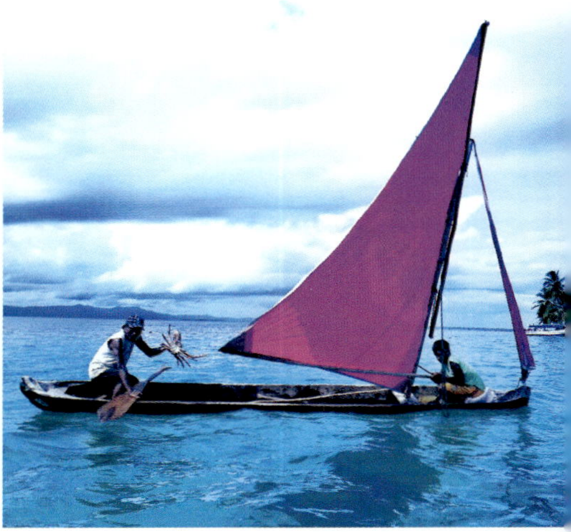

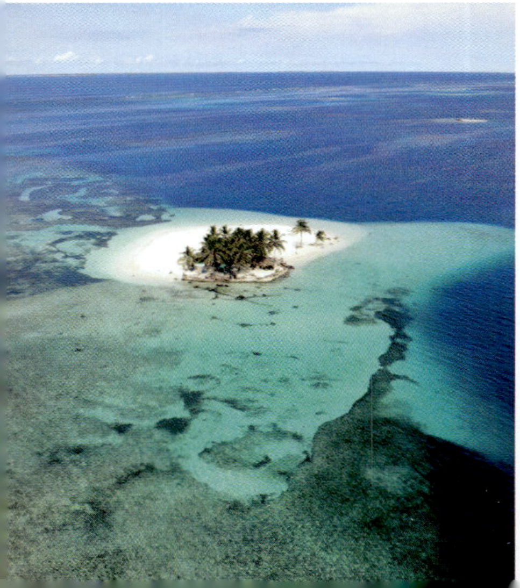

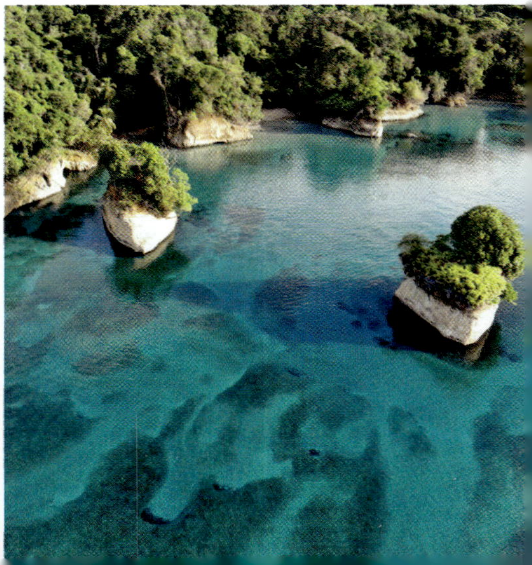

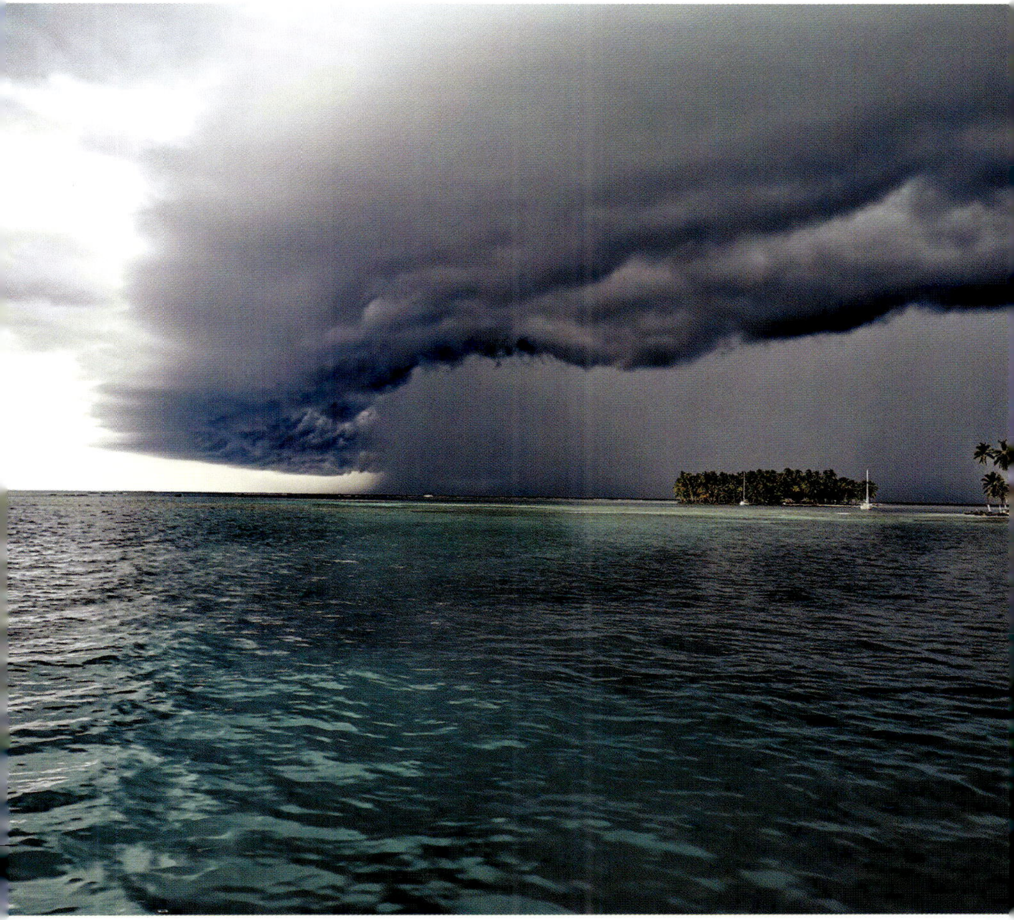

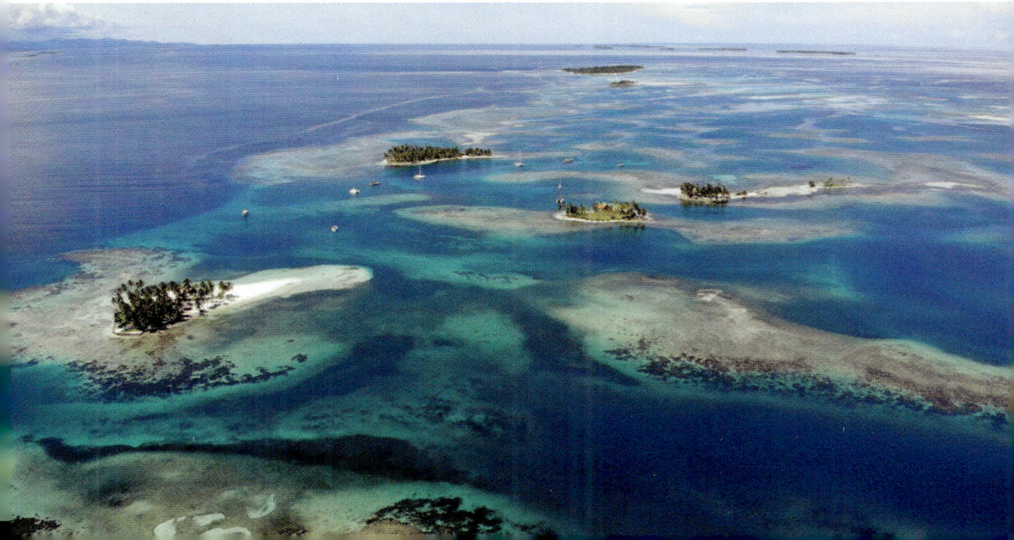

Mexique

28 octobre - 29 novembre

La réserve de Tehuacán.
« Dans la vie, il y a des cactus... »

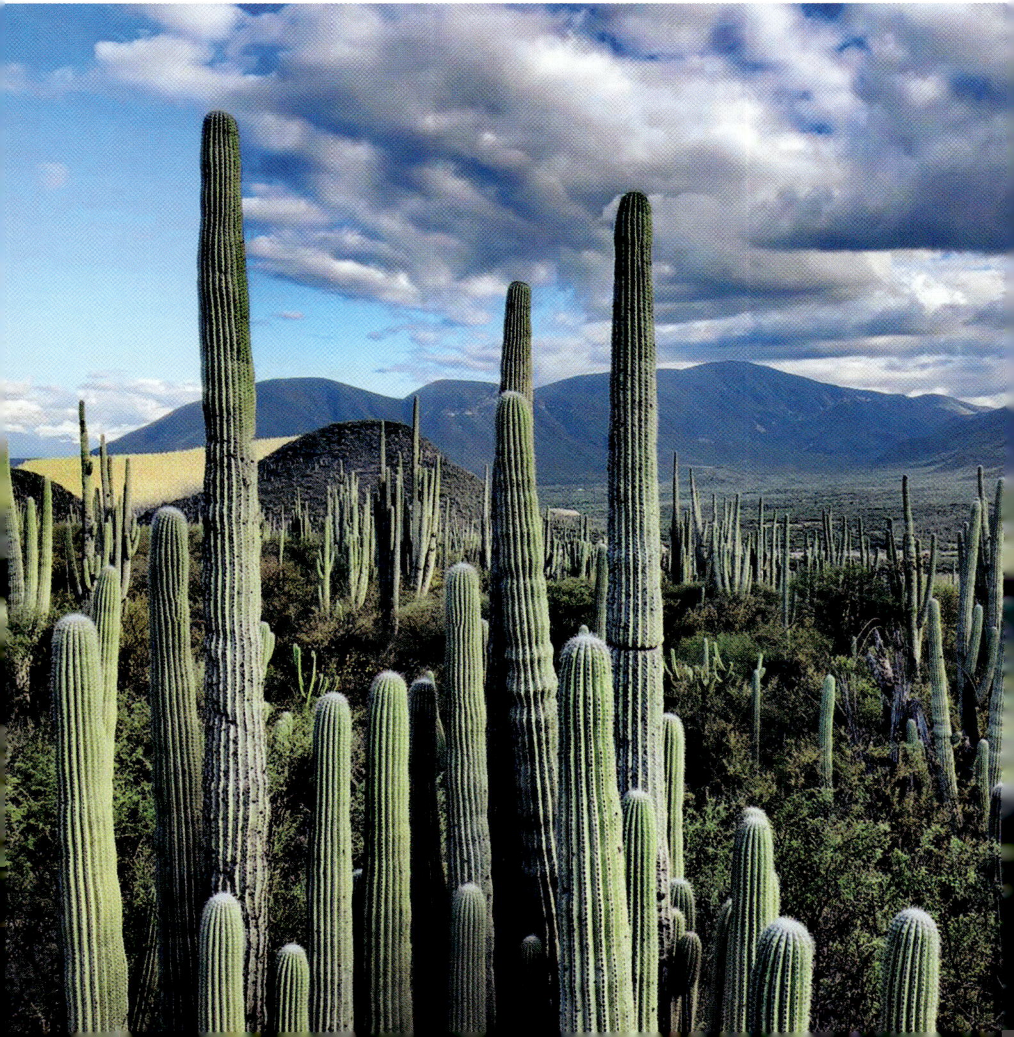

Haut : La cité préhispanique de Teotihuacán, édifiée entre le Ier et le VIIe siècle.
Milieu : Oaxaca, les cascades pétrifiées de Hierve el Agua.
Bas : Bacalar, le lagon aux 7 couleurs.

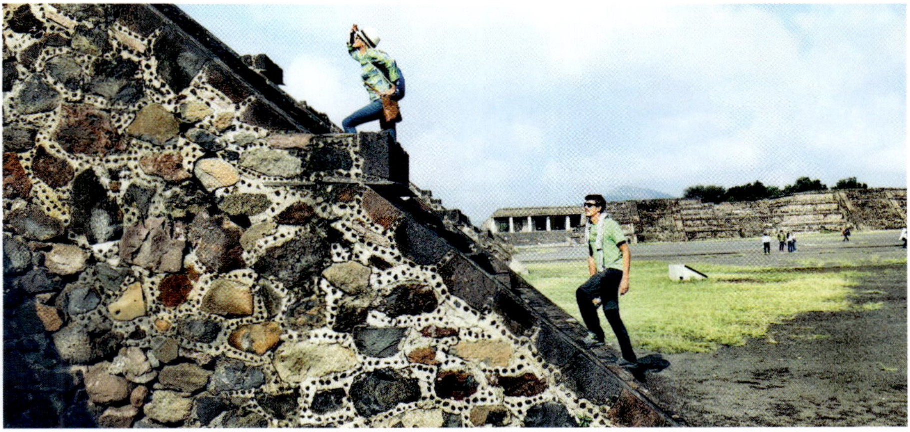

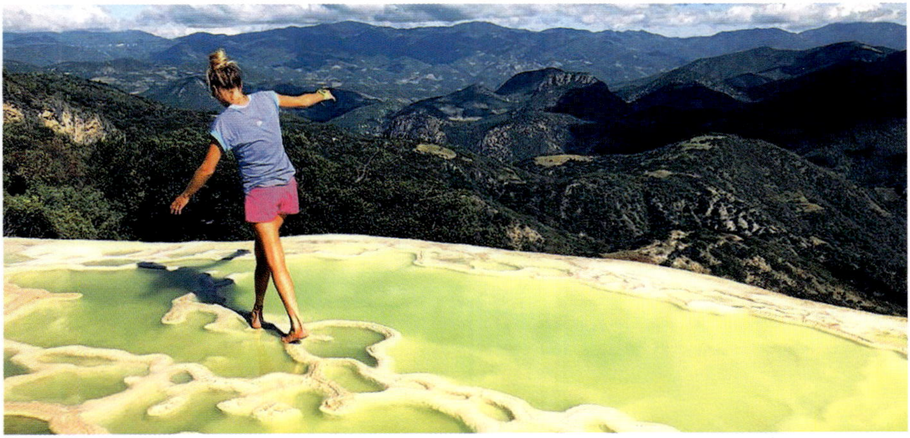

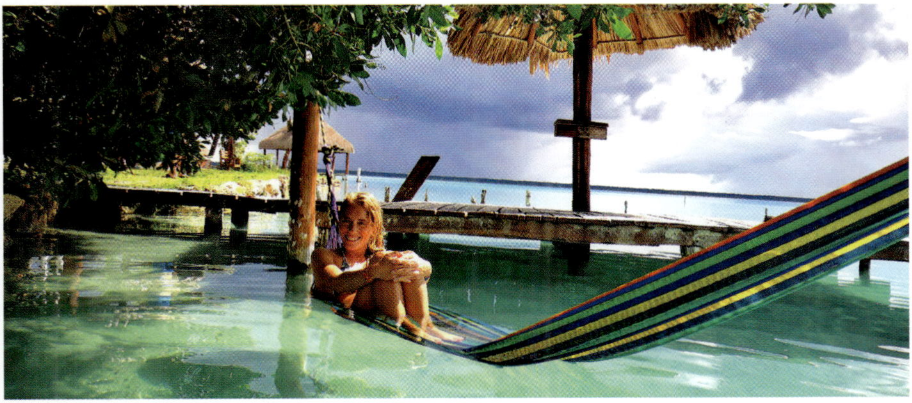

MEXIQUE

À Mexico, la fête des Morts (Día de los Muertos) donne lieu à 3 jours de festivités, entre coutumes aztèques et croyances catholiques.

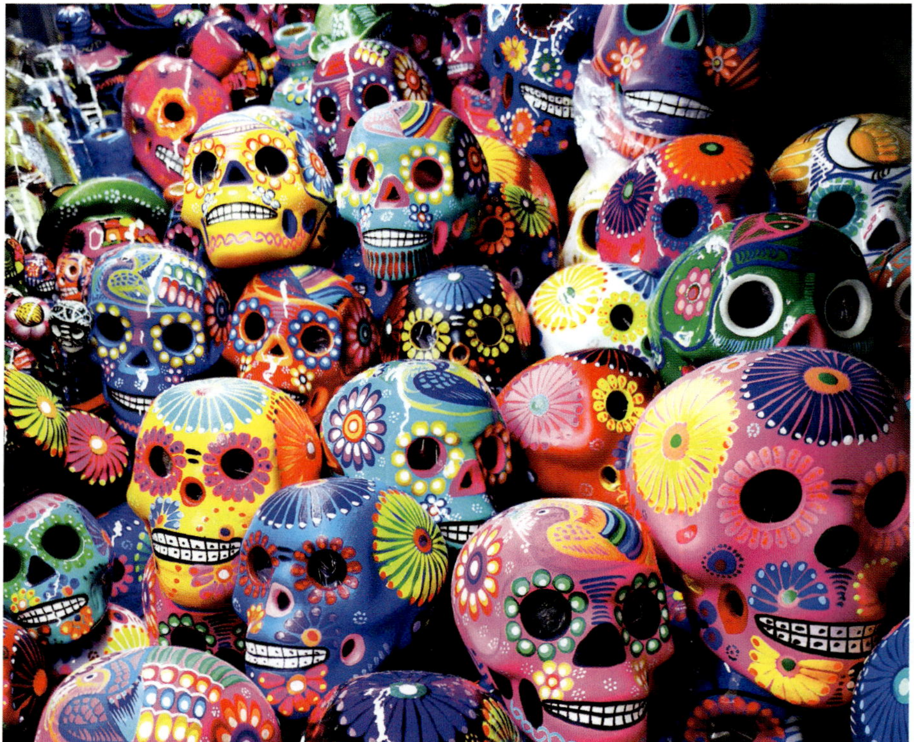

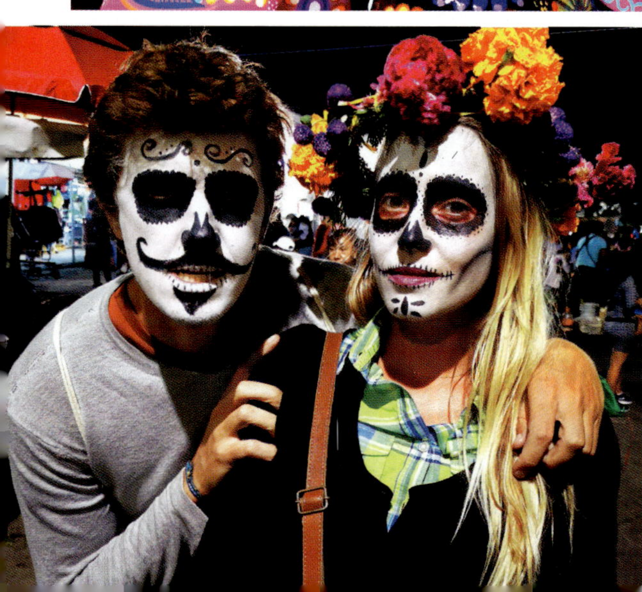

“Mais tout de même, c’est bien l’espoir que j’ai trouvé au bout de cette ascension. L’espoir pour nous toutes et tous, atteints d’une maladie chronique. Ma plus grande réussite.”

Chapitre 06

L'ESPOIR

Sixième halte, sixième arrêt sur image et dernier point culminant. Terminer ce récit sur l'ascension du mont Blanc peut sembler par trop évident pour moi, la fille des Alpes. Et pourtant ! Il s'agit bien d'un changement de cap, et même d'un véritable défi, puisque je pars en compagnie d'autres muco. Une première. Je monte ce projet, intitulé « Du souffle pour le mont Blanc », avec Nicolas à l'automne 2019. Peu après notre retour d'Amérique du Sud. Très vite, des médecins, kinés et amis nous rejoignent au sein de notre association Muco sans frontières. Malheureusement, l'irruption du Covid, en mars 2020, suspend ce bel élan collectif. Mais nous n'avons pas dit notre dernier mot. 2021 s'affirme comme l'année de l'espoir. À tous égards…

Une aventure en réseaux

Vous l'avez compris, voyager à deux peut être formidable. Mais il y a plus stimulant encore : voyager à deux tout en restant reliés aux autres.

Dès le début de notre aventure latino, nous choisissons d'ouvrir une page Facebook et un compte Instagram au nom de Muco sans frontières, notre association. Il faut rendre à César ce qui appartient… à Nico : elle n'existerait pas sans lui. Avant même que nous ne nous envolions pour Santiago, puis traversions de part en part l'Amérique du Sud, il se projette déjà, m'entraînant dans sa belle foulée. « Tu ne te rends pas compte de tout ce que tu fais ! » tente-t-il de me faire comprendre. « Tes trails, tes marathons, le tour des glaciers de la Vanoise : c'est incroyable ! Il faut que tu en parles, que les gens comprennent que c'est possible, même avec ta maladie. Pour que les choses bougent, pour toi et pour les autres… » m'explique-t-il, tout feu tout flamme, alors que nous sommes encore à Lyon.

Voilà comment est née Muco sans frontières, sous son impulsion, fin 2018. Et voilà pourquoi, deux mois plus tard, je me retrouve à poster des photos de notre voyage en direct sur Facebook et Instagram, à ses côtés. Non pour me mettre en avant, moi, Fiona, trente ans et des défis plein les mirettes, mais pour donner de l'espoir à tous ceux qui vivent au jour le jour avec la muco, et sensibiliser, aussi, le grand public.

Aucune stratégie digitale n'accompagne notre démarche. Pas de rendez-vous établis en amont avec nos *followers*. Pas d'images joliment composées ou posées, puis savamment distillées pour tenir en haleine. Nos posts ressemblent à notre traversée : ils sont et restent spontanés. Bien obligés de toute façon ! Le réseau Internet est des plus aléatoires tout le long de nos chemins de traverse. Nous donnons des nouvelles dès que cela est possible. Un peu, beaucoup, passionnément, ou pas du tout. Au gré de nos balades et de nos campements.

Le résultat dépasse nos attentes. De nombreux commentaires scandent, peu à peu, ce journal de bord très visuel et totalement improvisé. Des messages chaleureux, enthousiastes, émanant de personnes qui nous sont totalement inconnues. Souvent de jeunes parents : « Bravo et bonne route ! », « J'ose croire que ma fille de cinq ans pourra elle aussi gravir des montagnes et réaliser ses rêves les plus fous », « J'adore votre courage et votre beau voyage, c'est formidable de réaliser vos rêves malgré les contraintes de la maladie… » Parfois de gens plus âgés : « Ça me donne de l'espoir pour mon petit-fils de six ans, qui a cette maladie… »

Nicolas et moi sommes extrêmement touchés par ces retours. Surtout qu'ils ne cessent d'augmenter après la publication de trois articles sur notre périple, en mai, juillet et août 2019, dans *Le Progrès* (le quotidien de la région lyonnaise). Puis la diffusion de notre interview sur la webradio Allô la planète (nous sommes alors à Lima, au Pérou). Et surtout après la mise en ligne du film de notre ascension (il dure quinze minutes et reste visible sur notre page Facebook et notre chaîne YouTube). Une véritable montée en puissance, au sens propre comme au sens figuré. « Votre film est vraiment top de top (...). Vous êtes un très bon exemple pour nos muco, et pour nous, parents, qui sommes toujours tentés de les surprotéger... » Je n'oublierai pas cette phrase, pas plus que celles qui l'ont précédée.

« Du souffle pour le mont Blanc »

Raison pour laquelle une question nous assaille très vite, Nico et moi, une fois rentrés à Lyon, fin novembre 2019 : « On fait quoi à présent ? » La grisaille citadine s'accorde mal à notre humeur latine. Encore galvanisés par l'énergie de ce voyage au long cours, et soucieux de ne pas être rattrapés par le blues, nous n'avons qu'une hâte : repartir de plus belle, mais autrement. Il est temps de réaliser, ici et maintenant, les missions que nous nous étions fixées en créant

Muco sans frontières un an auparavant. À savoir développer des projets positifs et inspirants pour améliorer le quotidien des malades, donner de l'espoir à ceux qui en manquent et offrir, incidemment, de la visibilité à la mucoviscidose.

Une « règle de trois » que nous déclinons autour d'une idée pivot : pourquoi ne pas partager avec d'autres muco dynamiques les plaisirs conjugués du sport en pleine nature ? Mieux : pourquoi ne pas organiser un trail ou une ascension avec d'autres malades, dûment sportifs et expérimentés ? L'idée s'affine, peu à peu : l'ascension du mont Blanc avec trois patients montagnards aguerris – Jonathan, Victor, et moi bien sûr – devient notre nouveau défi. Nous fixons une date pour ce défi : début juillet 2020, lorsque les conditions climatiques sont les plus favorables. Lui donnons un nom : « Du souffle pour le mont Blanc ». Et nous dépensons sans compter pour le mettre en place. Concrètement. Sérieusement. Un médecin (Émilie), deux kinés (Gilles et Mathilde), un étudiant en kinésithérapie et quatre guides de haute montagne (un guide pour deux clients) viennent nous épauler, ainsi que d'autres *warriors* et amis, telle Juliette, une jeune skieuse-alpiniste atteinte, comme moi, de mucoviscidose.

Au pays des merveilles de Juliette

Je m'attarde sur elle un instant, car notre rencontre, dans le cadre de ce projet, a eu sur moi un impact important. Sensible, en tout cas. Il faut savoir que, dès notre naissance, tout est mis en place pour que nous, patients muco, évitions de nous croiser. Que ce soit à l'hôpital, chez le kiné ou même dans la sphère privée. La raison est simple : le monde regorge de bactéries – quelque dix mille espèces –, dans le sol, dans l'air, dans l'eau, sur la peau, dans nos organes, etc. Certaines peuvent être très résistantes, en particulier le bacille pyocyanique, redouté de toutes les personnes atteintes de cette maladie. Est-il besoin de le rappeler ? Nous sommes vulnérables, beaucoup plus que la moyenne. La distanciation physique, entre nous, reste donc la meilleure des solutions pour réduire le risque de contamination. Avec une conséquence inévitable : cette mesure barrière stricte, que chacun peut entendre en ces temps de pandémie, m'empêche de nouer des relations durables avec d'autres muco… jusqu'à l'arrivée de Juliette dans ma vie. Un cas à part, à tout point de vue !

Je la contacte au début de l'année 2020 via Facebook. Âgée d'à peine trente ans, elle réside à Saint-Gervais-les-Bains, au cœur du pays du Mont-Blanc… Surtout, elle est la première personne atteinte de mucoviscidose à avoir réalisé l'ascension du toit de l'Europe à skis. Autant dire

“Pour la première fois de ma vie, j'entends quelqu'un tousser comme moi !”

qu'elle m'inspire et peut m'être de très bon conseil. La suite le confirme. Le courant passe immédiatement entre elle et moi. Très vite, nous décidons de partager une journée de randonnée à skis, après nous être assurées, bien sûr, que nous ne sommes ni l'une ni l'autre porteuses du fameux « pyo ». Cette balade m'émerveille à plus d'un titre. Elle est même inoubliable : pour la première fois de ma vie, j'entends quelqu'un tousser comme moi ! Une fois rentrée à Lyon, je sais déjà que je reverrai Juliette, ma première « copine muco ». Un projet que je dois pourtant différer. Comme tant d'autres…

Respire !

Un mois après cette rencontre au sommet, l'irruption du Covid et la mise en place du premier confinement chamboulent en effet mon quotidien et notre vie à tous. Plus question de se retrouver. Plus question de se projeter au-delà du 11 mai, date officielle de la fin de cette réclusion forcée. Donc plus question, en cette année noire, de mener à bien « Du souffle pour le mont Blanc ». Puisque c'est précisément lors de ce mois de mars, sidérant et sidéré, que nous sommes censés réserver les nuits en refuge pour notre ascension programmée pour juillet. Entre autres. L'horizon étant trop incertain, nous décidons, à contrecœur, de suspendre le projet. Pour mieux le reporter un an plus tard, au mois de juin 2021.

Une fois encore, l'optimisme prévaut. Cette mise en attente involontaire nous donne plus de temps pour chercher des sponsors, alors autant en profiter ! Nous postulons ainsi au Respire Project (mis sur pied par la marque de cosmétiques française du même nom) à l'automne 2020. C'est un concours, et il nous correspond bien, puisqu'il met en lice des projets qui se doivent d'être « audacieux » et « demandent un effort physique ». D'emblée, nous nous fixons l'objectif de terminer dans les cinq premiers (trente-huit candidats sont finalement présélectionnés), car nous pourrons alors obtenir un soutien financier de 1000 euros de la marque Respire (un nom approprié) et surtout une visibilité média sur leurs réseaux sociaux pendant toute la durée de notre ascension. Bingo ! Un mois après avoir candidaté, nous apprenons que le prix Coup de cœur du jury nous a été décerné. L'horizon semble enfin se dégager.

Toujours plus haut

Cette éclaircie est importante pour Muco sans frontières, et essentielle pour moi. La période de confinement, de télétravail et de couvre-feu que nous traversons me semble si fade ! Si éloignée de mes aspirations profondes ! Vous l'avez lu et compris au fil de ces six chapitres, j'ai besoin de me fixer un défi qui, chaque jour, me fasse sentir pleinement

“Ce tropisme me vient sans doute de ma maladie, qui, d’emblée, m’a poussée à me dépasser.”

en vie. De préférence en extérieur. Comme j'ai besoin, chaque fois, d'aller jusqu'au bout de ce défi. Il m'est quasi impossible de rester chez moi sur un sentiment d'inachevé.

Ce tropisme me vient sans doute de ma maladie, qui, d'emblée, m'a poussée à me dépasser. Il faut dire que je ne l'ai jamais considérée comme une ennemie. Plutôt comme une part de moi avec laquelle je dois relever des challenges. Quand j'y arrive, je m'adresse d'ailleurs à elle comme à un alter ego : « Bah, tu vois quand tu veux, on arrive à faire de belles choses ensemble ! » Mon environnement familial, sportif et compétitif, a également été déterminant bien sûr. Tout comme ces montagnes qui tissent ma ligne d'horizon depuis toujours. Du plateau ensoleillé des Carroz-d'Arâches au dôme neigeux du mont Blanc, en passant par la crête glacée du Huayna Potosi, nul hasard si les hauteurs m'appellent. Elles m'ouvrent un chemin, me donnent un but à court terme, et me procurent *in fine* un bien-être sans égal, à la fois physique et mental. L'ascension étant au moins aussi importante que l'arrivée au sommet…

J'ai conscience, évidemment, que ces randonnées, trails, courses et autres traversées ne sont pas à la portée de toutes les personnes atteintes de mucoviscidose. Nombre de facteurs me permettent de m'y adonner : je fais du sport, je ne suis pas greffée, je me connais très bien et suis capable de détecter une surinfection. Par ailleurs, je ne pars jamais sur un coup de tête, je n'oublie pas de faire mes soins et j'accepte dès le départ l'idée que je devrais peut-être rentrer en cours de route. Motivée mais lucide ! Reste que ce livre, qui tente de faire la somme de tous mes sommets, petits et grands, dérisoires ou importants, ne se veut en aucun cas un « manuel de survie en milieu hostile ». Ni même l'histoire exaltée d'un parcours exemplaire. Surtout pas. Je ne m'appelle pas Wonder Woman, n'ai pas la science infuse et ne suis experte que de ma muco à moi !

“ L'ascension est au moins aussi importante que l'arrivée au sommet.”

“Je ne m'appelle pas Wonder Woman, n'ai pas la science infuse et ne suis experte que de ma muco à moi !”

“ Je ne souhaite donc qu’une chose : que cet espoir vous propulse – nous propulse, nous, les muco – toujours plus haut et plus loin.”

L'enjeu de ce récit mouvementé n'est donc pas de vous encourager à escalader un mur de glace en Bolivie ou à dormir à la belle étoile dans l'outback australien. Chacun ses rêves, chacun sa route, chacun son chemin ! En revanche, si *À couper le souffle* parvient à vous convaincre que, même avec une maladie chronique, vous pouvez gravir vos sommets, quels qu'ils soient, alors mon ultime pari est gagné et mon dernier chapitre bel et bien bouclé. Nul hasard si j'ai voulu lui donner les couleurs de l'espoir. Aujourd'hui plus que jamais, l'arrivée des trithérapies nous permet d'envisager un avenir. Je ne dis pas cela en l'air : grâce aux progrès de la recherche, je peux me projeter avec des enfants par exemple. Un choix longtemps différé, car je n'étais pas certaine de pouvoir les regarder grandir. À présent, je m'autorise à y penser, de plus en plus...

Je ne souhaite donc qu'une chose : que cet espoir vous propulse – nous propulse, nous, les muco – toujours plus haut et plus loin. Rappelez-vous : lorsque je suis née, en 1988, la médecine m'accordait une espérance de vie d'une vingtaine d'années. Nous sommes désormais en 2021, j'ai trente-deux ans, bientôt trente-trois, et je vous dis à demain...

LES GRANDS TÉMOINS : MA PIONNIÈRE

JULIETTE FARAT

J'ai rencontré Juliette à la faveur de notre projet « Du souffle pour le mont Blanc ». Il n'y a donc pas si longtemps. À la fois experte et alliée, elle nous a rejoints très naturellement au sein de Muco sans frontières. En effet, cette jeune savoyarde, qui vit à Saint-Gervais-les-Bains, est la première personne atteinte de mucoviscidose à avoir réalisé l'ascension du toit de l'Europe à skis, en juin 2016. Personne ne pouvait nous conseiller mieux qu'elle. Son regard m'est d'autant plus précieux qu'elle est devenue une amie. Ma première « amie muco », pionnière à tout point de vue...

La rencontre

« Fiona m'a contactée au début de l'année 2020. Elle mettait en place son projet et avait besoin de conseils, de mises en relation... J'ai grandi en montagne, à côté de La Clusaz, j'habite désormais à Saint-Gervais-les-Bains, toujours en Haute-Savoie.

Je fais beaucoup de ski de piste et de rando, beaucoup de parapente, de trail et d'escalade aussi. Autant dire que je connais plein de gens sur place, aussi bien des guides que des sportifs de haut niveau. Surtout, j'ai effectué l'ascension du mont Blanc à skis en juin 2016. Raison pour laquelle Fiona s'est rapprochée de moi, évidemment, au départ. »

Les conseils

« Le mont Blanc, ça n'est pas n'importe quelle ascension, surtout quand on a la muco. Déjà, la préparation est différente : il faut se tester en montagne au préalable, aller le plus possible en altitude pour voir comment on réagit. Il faut bien connaître ses guides également et vice versa, qu'ils s'habituent à nous entendre tousser. Autre impératif : partir quand il fait beau… pour que l'hélico puisse tourner en cas de pépin. Car il n'y a que lui, alors, qui puisse nous sauver. »

L'ascension

« Mon ascension, je l'ai faite à skis, uniquement avec mon copain. C'est un peu particulier, déjà parce qu'on n'emprunte pas la même voie que ceux qui la font à pied. La montée est assez intense, mais

la descente est plus rapide. Fiona et son groupe prendront plus de temps. Ils passeront par la voie classique. Personnellement, j'ai vécu un très beau mont Blanc. Je n'éprouve donc pas le besoin de partir avec eux. Je suis un peu flemmarde aussi, je n'ai pas envie de descendre à pied ! Et puis, la montagne, pour moi, c'est personnel. Je n'ai pas envie de faire le buzz. J'espère, en tout cas, que tout se passera bien pour eux. Ils se lancent dans quelque chose d'extrêmement compliqué. Déjà, une personne atteinte de muco en haut du mont Blanc, c'est extraordinaire. Alors trois ou quatre ! C'est sûr, ils font tous preuve d'une énergie formidable. »

Le voyage

« Avant même que Fiona ne me contacte, je savais qui elle était. J'étais tombée par hasard sur son compte Insta, je l'avais suivie pendant les trois quarts de son voyage en Amérique du Sud. Je trouvais ça génial. Franchement, ça fait rêver, tous ces pays magnifiques, même si ça n'a pas dû être facile pour elle, ne serait-ce que dans la gestion des médicaments ! J'avoue que ce genre d'aventure me tenterait assez, mais je me demande si ça n'est pas trop tard pour moi. Je suis en train de terminer mes études d'audioprothésiste, j'ai déjà trente ans, il va falloir que je rentre dans la vie professionnelle… »

L'amitié entre muco

« C'est la première fois que je suis proche d'une muco. Cela peut être stressant. Il faut faire attention quand on se voit, mettre un masque, se laver les mains... Toutes choses que chacun connaît bien aujourd'hui, mais, pour nous, ce sera à vie. Hors de question d'y déroger ! Heureusement, on n'a pas les mêmes germes avec Fiona, donc on peut se voir de temps en temps, en prenant des précautions. D'ailleurs, on a fait un trail ensemble récemment, c'était plus un relais qu'une course proprement dite, mais c'était très sympa ! On garde le contact de toute façon. Je l'aime beaucoup. Elle est douce, toujours pétillante, a plein de projets, et ne lâche pas ses objectifs. Pour ça, elle m'impressionne ! »

RÉSEAUX SOCIAUX

SUR LA ROUTE, DE VOUS À MOI

01/07/2019

« Bonjour, je suis le père d'un jeune homme de 21 ans touché par la muco. Vous êtes un très bel exemple pour tous nos muco, et pour nous, parents, qui sommes toujours tentés de les surprotéger. (...) Votre film sur l'ascension est vraiment "top de top !" »

11/02/2019

« Bonsoir, de la part de la maman de Nina, 3 ans et demi, atteinte de la muco. Votre périple me donne beaucoup d'espoir pour la future vie de ma poupette. Un immense coup de chapeau à vous, plein de belles choses tout au long de votre voyage !!! »

27/09/2019

« Bonsoir, j'adore votre courage et votre beau voyage. C'est formidable de réaliser vos rêves malgré les contraintes de cette maladie. Bravo, et profitez bien. »

26/06/2019

« Mais putain que c'est beau ! Tu es un être exceptionnel ! Fier, fier, une sacrée leçon de vie... Hâte de revoir vos sourires. »

14/05/2019

« En deux mots : BRAVO et MERCI ! Je suis la maman d'un magnifique petit garçon de 3 ans qui est également atteint de la mucoviscidose. Et qu'est-ce que ça fait du bien de découvrir votre blog ! Quels horizons ouverts ! Force et courage, et vaille que vaille ! Je vais suivre votre aventure de très près. Bonne continuation de voyage ! »

13/05/2019

« Bonjour, je suis papa d'un petit Matteo de 8 ans, atteint lui aussi de la muco. Je voulais vous remercier pour ce que vous faites, vous me donnez de l'espoir. Vous et votre compagnon êtes magnifiques. Je vous souhaite plein de bonheur à tous les deux, et surtout pas de panne mécanique avec votre van.
J'aimerais, à votre retour en France, vous rencontrer pour pouvoir m'investir dans votre association. J'en ressens le besoin, ce qui n'était pas le cas avant.
Encore merci de faire circuler ces ondes d'espoir.
Biz à vous deux (...) et continuez à nous faire rêver par vos films et photos magnifiques. »

27/06/2019

« Bonjour Fiona, je suis ta maîtresse de maternelle à Marcy, et je te dis bravo ! Tu me scotches. Je suis déjà allée en altitude en montagne, et j'en connais les effets. J'imagine la volonté que tu as. Je t'embrasse. Continue, tu as trouvé ta voie. »

28/06/2019

« Salut Fiona, salut Nicolas, bravo pour l'ascension du Huayna Potosi et pour ce voyage en général. Je viens de voir votre vidéo sur Vaincre la muco. Le message de Nicolas à 6 088 mètres fait chaud au cœur ! »

07/10/2019

« J'ose croire que ma fille de 5 ans pourra elle aussi " gravir des montagnes "
et réaliser ses rêves les plus fous !
Merci à vous,
Aurélie de l'association Mur du souffle. »

09/06/2019

« Merci Fiona. Ça me donne un espoir pour mon petit-fils de 6 ans qui a cette maladie ! Bonne réussite. »

MUCO

SANS FRONTIERES

Muco sans frontières

Association loi 1901 d'intérêt général, Muco sans frontières réalise et médiatise des projets hors du commun, dans un esprit sport & nature, pour inspirer, (re)donner espoir et appeler à soutenir la recherche sur la mucoviscidose.

À la fin de chaque année civile, les fonds récoltés par Muco sans frontières par l'intermédiaire de ses projets sont affectés à la recherche médicale et/ou au soutien de patients.

En achetant ce livre et en faisant un don, vous nous donnez ainsi les moyens de dépasser nos frontières et de contribuer à la lutte globale contre la mucoviscidose. Car ce n'est pas parce que l'on est malade qu'on ne peut pas réaliser de grandes choses!

Pour suivre les actions de Muco sans frontières, rendez-vous sur: **www.mucosansfrontieres.com** ainsi que sur ses pages Instagram et Facebook.

Merci.

TABLE DES MATIÈRES

Remerciements

Merci à Yann Arthus-Bertrand de m'avoir mise en contact avec les éditions de La Martinière et de m'avoir permis de réaliser ce livre.

Merci à cette belle maison de nous avoir fait confiance à Nico et à moi, d'avoir cru en notre projet et vu en mon histoire bien plus qu'un simple livre de voyage. Merci plus particulièrement à Jeanne pour sa présence tout au long de l'élaboration du livre, et pour avoir trouvé une superbe plume pour m'accompagner dans cette aventure.

Merci à toi, Ariane, pour ton temps, ta patience et ton écoute. Merci d'avoir accepté de retranscrire mon message, de m'avoir guidée dans ce monde littéraire qui ne m'est pas familier. Ce n'est pas facile de raconter son histoire, de se livrer. J'ai beaucoup aimé nos échanges.

Certaines personnes vous marquent à vie et, parmi elles, les professeurs Gilly et Durieu, le docteur Durupt... Tout comme mon trio d'infirmières (Isabelle, Frédérique et Nathalie), ainsi que Céline, qui m'aide à nettoyer mes bronches avant chaque EFR. Merci à l'ensemble du corps médical qui me suit depuis que je suis née.

Et puis, il y a mes kinés, toujours à mes côtés, qui m'ont vue grandir, m'ont supportée, encouragée quotidiennement, tout au long de ces années. Sans vous, sans votre bienveillance, votre dévouement et votre professionnalisme, je n'aurais pas cette assiduité qui me permet d'être là aujourd'hui. Merci.

Ma plus grande chance est d'être entourée comme jamais. D'amis en or, toujours présents, dans les bons comme dans les mauvais moments, et d'une famille unie, soudée, qui m'a transmis cette force et cet optimisme à toute épreuve. Quelle chance, vraiment ! Clin d'œil à mon petit frère, né malgré lui dans la muco, dont l'éloignement géographique n'a jamais brisé notre complicité. Grâce à vous, j'ai cette rage de vaincre et cette soif de vivre. Les mots ne seront jamais assez puissants pour vous dire combien je vous aime. Tout simplement merci.

Et enfin, merci à toi, ma moitié, sans qui je n'imagine pas l'avenir. Rien de tout cela n'aurait vu le jour sans ta détermination, ton enthousiasme contagieux et ton engagement sans limites. Tu es mon évidence. Merci d'être à mes côtés.

Merci à tous de m'avoir aidée à transformer ce handicap en force, de m'avoir appris à rebondir dans la souffrance, et de me permettre de croire en l'avenir.

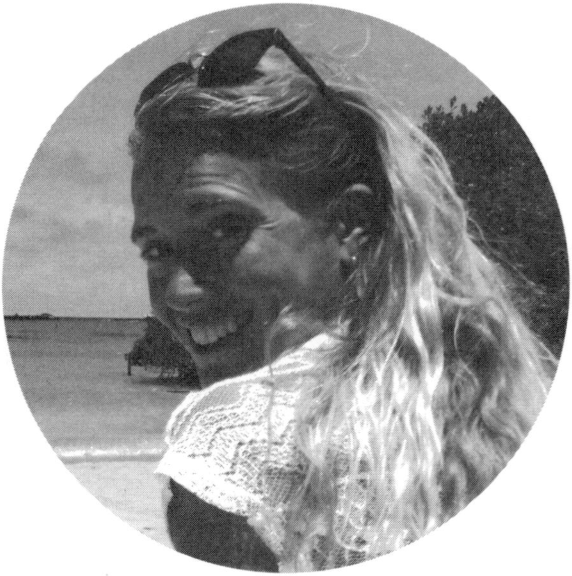

Fiona Malagutti
© Nicolas Depoorter

“ Quand
tu es arrivé
au sommet de
la montagne,
continue
de grimper.”

(Proverbe laotien)

Photogravure : Compo Rive Gauche

Achevé d'imprimer en mai 2021
sur les presses de Normandie Roto SAS, à Lonrai
N° d'impression : 2101447
Dépôt légal : juin 2021
Imprimé en France